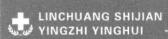

LINCHUANG SHIJIAN
YINGZHI YINGHUI

临床实践应知应会

——农医、药剂、口腔专业

主　编　姚志莹　凌　敢

副主编　汪　鹏　余卫强

编　委　姚志莹　凌　敢　汪　鹏

　　　　张　华　美　葵　陈　敏

　　　　余卫强　李兵旺

U0325780

江西·南昌
江西科学技术出版社

图书在版编目（CIP）数据

临床实践应知应会：农医、药剂、口腔专业／姚志莹，凌敢主编. -- 南昌：江西科学技术出版社，2018.7

ISBN 978 - 7 - 5390 - 6248 - 8

Ⅰ.①临… Ⅱ.①姚… ②凌… Ⅲ.①临床医学 - 实习 Ⅳ.①R4 - 45

中国版本图书馆 CIP 数据核字（2018）第 170367 号

国际互联网（Internet）地址：

http://www.jxkjcbs.com

选题序号：ZK2018121

图书代码：B18119 - 101

临床实践应知应会：农医、药剂、口腔专业　　姚志莹　凌敢　主编

出版 发行	江西科学技术出版社
社址	南昌市蓼洲街 2 号附 1 号
	邮编：330009　电话：(0791)86623491　86639342(传真)
印刷	北京虎彩文化传播有限公司
经销	各地新华书店
开本	850mm×1168mm　1/32
字数	300 千字
印张	9.5
版次	2018 年 7 月第 1 版　2018 年 7 月第 1 次印刷
书号	ISBN 978 - 7 - 5390 - 6248 - 8
定价	48.00 元

赣版权登字 - 03 - 2018 - 267

前　言

　　本书主要是介绍临床、药剂、口腔专业学生进入临床实习前需掌握的临床各科疾病必备知识和临床实习中常见疾病应知应会的要点运用;结合执业资格考试的考点,采用一问一答的形式,简单易记,学生可以利用碎片时间来记忆,有助于在临床实习中迅速理清各类专业的要点。

　　根据目前中职学生的心智特点、认知水平和渴望进入临床岗位的心理,本书突出了以下特点:(1)重点突出:题目力求突出本病的重点、难点,用简单通俗的语言答题,朗朗上口,答案简洁易记;(2)紧贴职业考试大纲,按系统出题目,使学生对系统的疾病或知识有综合性的认识,启发学生形成临床工作思维,训练学生完成专业任务的能力。

　　在本书的编写过程中,得到了各位相关老师的大力支持,在此表示诚挚的感谢!

　　由于时间仓促和编者水平有限,书中不妥之处,敬请广大师生批评指正,以便不断完善。

C目 录
ontents

第一篇

临床医学

第一章　呼吸系统／3

一、慢性阻塞性肺疾病／3

二、慢性肺源性心脏病／7

三、支气管哮喘／9

四、呼吸衰竭／12

五、肺炎／13

六、支气管扩张／16

七、肺结核／18

八、结核性胸膜炎／22

九、气胸／23

十、血胸／25

十一、肋骨骨折／25

十二、脓胸／26

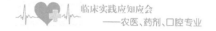
第二章　心血管系统 / 27

一、心脏骤停 / 27

二、心力衰竭 / 29

三、心律失常 / 34

四、心脏瓣膜病 / 39

五、自体瓣膜感染心内膜炎 (IE) / 40

六、原发性高血压 / 41

七、冠状动脉性心脏病 / 44

八、病毒性心肌炎 / 47

九、心肌病 / 48

十、急性心包炎 / 49

十一、休克 / 50

十二、下肢静脉疾病 / 51

十三、小儿循环系统 / 51

第三章　消化系统 / 54

一、胃食管反流病 / 54

二、食管癌 / 55

三、急性胃炎 / 56

四、慢性胃炎 / 56

五、消化性溃疡 / 57

六、胃癌 / 61

七、肝硬化 / 62

八、门静脉高血压 / 64

九、肝性脑病 / 65

十、细菌性肝脓肿 / 67

十一、原发性肝癌 / 67

十二、胆石病 / 68

十三、急性胆囊炎 / 69

十四、急性胰腺炎 / 70

十五、胰腺癌 / 71

十六、急性肠梗阻 / 71

十七、急性阑尾炎 / 72

十八、结、直肠癌 / 73

十九、溃疡性结肠炎 / 74

二十、肛肠疾病 / 75

二十一、上消化道大出血 / 77

二十二、继发性腹膜炎 / 78

二十三、腹外疝 / 79

二十四、腹部损伤 / 80

二十五、其他 / 81

第四章　泌尿系统 / 85

一、泌尿系统常见的症状 / 85

二、肾小球疾病概述 / 86

三、急性肾小球肾炎 / 87

四、慢性肾小球肾炎 / 88

五、肾病综合征 / 90

六、尿路感染 / 91

七、肾损伤 / 93

八、尿道损伤 / 94

九、尿石症 / 95

十、泌尿系统肿瘤 / 96

十一、前列腺增生 / 97

十二、急性肾衰竭 / 97

十三、慢性肾脏疾病 / 98

第五章　血液系统 / 101

一、贫血概述 / 101

二、缺铁性贫血 / 102

三、再生障碍性贫血 / 104

四、白血病 / 105

五、过敏性紫癜 / 109

六、特发性血小板减少性紫癜（ITP）/ 110

七、输血 / 111

第六章　风湿性病 / 113

一、总论 / 113

二、系统性红斑狼疮 / 114

三、类风湿关节炎 / 115

四、其他 / 116

第七章 代谢内分泌系统 / 118

一、总论 / 118

二、脑垂体功能减退症 / 119

三、甲状腺功能亢进 / 120

四、单纯性甲状腺肿 / 121

五、糖尿病 / 122

六、痛风 / 126

七、水电解质代谢和酸碱平衡紊乱 / 127

第八章 精神、神经系统 / 130

一、急性炎症性脱髓鞘性多发性神经炎 / 130

二、面神经炎 / 131

三、颅内压增高 / 131

四、颅脑损伤 / 132

五、脑出血 / 134

六、蛛网膜下腔出血 / 136

七、短暂性脑缺血发作 / 137

八、脑梗死 / 137

九、癫痫 / 139

十、精神障碍 / 140

十一、脑器质性疾病所致精神障碍 / 142

十二、精神分裂症 / 143

十三、心境障碍(情感性精神障碍) / 144

十四、神经症性及分离(转换)性障碍 / 145

第九章　运动系统 / 147

一、骨折 / 147

二、关节脱位 / 149

三、劳损性疾病 / 149

第十章　传染病　性病 / 151

一、总论 / 151

二、常见的传染疾病 / 152

三、性传播的疾病 / 158

第十一章　其他 / 161

一、围手术期处理 / 161

二、外科感染 / 163

三、损伤 / 165

四、乳房疾病 / 168

五、急性中毒 / 169

第十二章 儿科疾病 / 172

一、年龄分期和各期特点 / 172

二、生长发育 / 173

三、儿童保健 / 175

四、营养和营养障碍疾病 / 176

五、新生儿及新生儿疾病 / 180

六、遗传性疾病 / 185

七、消化系统疾病 / 185

八、呼吸系统疾病 / 188

九、泌尿系统疾病 / 190

第十三章 女性生殖系统 / 191

一、女性生殖系统解剖 / 191

二、女性生殖系统生理 / 192

三、妊娠生理 / 193

四、妊娠诊断 / 194

五、孕期监护及保健 / 196

六、正常分娩 / 198

七、正常产褥 / 201

八、病理妊娠 / 203

九、妊娠合并症 / 208

十、异常分娩 / 209

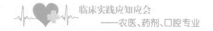
十一、分娩期并发症 / 211

十二、产褥感染 / 213

十三、女性生殖系统炎症 / 214

十四、女性生殖系统肿瘤 / 216

十五、妊娠滋养细胞疾病 / 217

十六、生殖内分泌疾病 / 218

十七、子宫内膜异位症和子宫腺肌病 / 220

十八、女性生殖系统损伤性疾病 / 221

十九、不孕症 / 221

二十、计划生育 / 222

第二篇

药 剂

第一章 药剂学 / 227

第二章 药理学 / 236

第三章 药物分析 / 247

第四章 医药市场营销学 / 250

第五章 药事管理 / 255

第六章 药物化学 / 259

第七章 天然药物化学 / 261

第八章　天然药物学基础 / 264

第三篇

口腔技术

第一章　口腔解剖与牙雕刻技术 / 271

第二章　口腔工艺材料应用 / 277

第三章　口腔疾病概要 / 280

第四章　口腔固定修复工艺技术 / 285

第五章　可摘义齿修复工艺技术 / 287

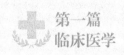

第一篇
临床医学

第一章
呼吸系统

一、慢性阻塞性肺疾病

1. 什么是慢性阻塞性肺疾病?

答:慢性阻塞性肺疾病(简称"慢阻肺")是一种常见的以持续气流受限为特征的可以预防和治疗的疾病,气流受限进行性发展与气道和肺对有毒颗粒或气体的慢性炎症反应增强有关。

2. 什么是慢性支气管炎?

答:慢性支气管炎是气管、支气管黏膜及周围组织的慢性非特异性炎症。

3. 慢性支气管炎的常见病因有哪些?

答:吸烟是最重要的环境发病因素,感染是本病发生发展的主要原因。

4. 慢性支气管炎的临床表现有哪些?

答:多缓慢起病,病程较长,反复急性发作而加重。主要症状有慢性咳嗽、咳痰、喘息。

5. 如何诊断慢性支气管炎?

答:根据咳嗽、咳痰或伴喘息,每年发病持续 3 个月,连

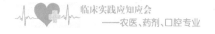
续 2 年或以上,并排除其他心、肺疾患后,可作出诊断。

6. 慢性支气管炎可以分为几型,各有什么特点?

答:慢性支气管炎可以分为两型:单纯型和喘息型。

(1)单纯型慢性支气管炎:符合慢性支气管炎的诊断标准,具有咳嗽、咳痰两项症状。

(2)喘息型慢性支气管炎:符合慢性支气管炎的诊断标准,具有咳嗽、咳痰和喘息症状,并经常或多次出现哮鸣者。

7. 慢性支气管炎如何分期?

答:慢性支气管分为三期:急性发作期、慢性迁延期和临床缓解期。

8. 慢性支气管炎急性发作期有哪些症状?

答:慢性支气管炎急性发作指在 1 周内出现脓性或黏液脓性痰,痰量明显增加或伴有发热等炎症,表现 1 周内"咳""痰"或"喘"任何一项症状显著加剧或重症患者明显加重者。

9. 慢性支气管炎的慢性迁延有哪些症状?

答:慢性支气管炎的慢性迁延指有不同程度的"咳""痰""喘"症状,迁延到 1 个月以上者。

10. 慢性支气管炎的临床缓解有哪些症状?

答:临床缓解期是指经治疗或自然缓解症状基本消失或偶有轻微咳嗽和少量痰液保持 2 个月以上者。

11. 慢性阻塞性肺疾病(COPD)有哪些危害?

答:慢性阻塞性肺疾病是常见的慢性呼吸系统疾病。慢性阻塞性肺疾病治疗不及时,严重者可致残,并出现呼吸衰竭和肺心病,严重影响患者的生活质量和身心健康。

12. 慢性阻塞性肺疾病会导致哪些并发症?

答:慢性呼吸衰竭、自发性气胸、慢性肺源性心脏病。

13. 慢性阻塞性肺疾病急性发作时的治疗原则是什么?

答:控制感染、祛痰和平喘。

14. 慢性阻塞性肺疾病患者应用止咳药时应注意什么?

答:咳嗽是慢阻肺的普遍症状,咳嗽往往伴有咯痰,应将止咳药与祛痰药联合应用,使痰液易咳出,这样才能达到治疗的效果。

15. 如何诊断慢性阻塞性肺疾病患者?

答:当慢性支气管炎、肺气肿患者肺功能检查出现气流受限,并且不能完全可逆时,则能诊断为慢性阻塞性肺疾病。

16. 慢性阻塞性肺疾病的诊断标准是什么?

答:慢性阻塞性肺疾病的诊断标准:吸入支气管舒张药后 $FEV_1/FVC < 70\%$,而 $FEV_1 < 80$ 预计值,可明确诊断为慢性阻塞性肺疾病。

17. 慢性阻塞性肺疾病的肺功能 2 级如何诊断?

答:肺功能 2 级又称中度慢性阻塞性肺疾病,临床上有慢性咳嗽、咳痰和逐渐加重的呼吸困难,呼吸功能检查 FEV_1 为预计值的 30% ~ 70%,$FEV_1/FEV < 80\%$。

18. 慢性阻塞性肺疾病的特征性病理生理变化是什么?

答:特征性的病理生理变化是持续气流受限致肺通气功

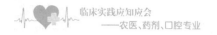
能障碍,肺组织弹性日益减退,肺泡持续扩大,残气量占肺总量的百分比增加,导致通气与血流比例失调,出现换气功能障碍。

19. 肺气肿有哪些临床表现?

答:(1)症状:除了有咳嗽、咳痰的症状外,主要是逐渐加重的呼吸困难;(2)体征:桶状胸,呼吸运动减弱,语颤减弱,过清音,呼吸音减弱,呼气延长,心音遥远。

20. 慢性阻塞性肺疾病患者如何吸氧?

答:慢阻肺应低浓度、低流量吸氧,氧浓度为 25% ~ 29%,流量为 1 ~ 2 升/分钟,吸氧时间为 10 ~ 15 小时/天。应避免氧浓度过高导致二氧化碳潴留。

21. 慢性阻塞性肺疾病严重程度如何分级?

答:(1)0 级:高危(肺功能检查正常);(2)Ⅰ 级:轻度($FEV_1/FVC < 70\%$,$FEV_1 \geqslant 80\%$ 预计值);(3)Ⅱ 级:中度($FEV_1/FVC < 70\%$,$50\% \leqslant FEV_1 < 80\%$ 预计值);(4)Ⅲ 级:重度($FEV_1/FVC < 70\%$,$30\% \leqslant FEV_1 < 50\%$ 预计值);(5)Ⅳ 级:极重($FEV_1/FVC < 70\%$,$FEV_1 < 30\%$ 预计值)。

二、慢性肺源性心脏病

1. 什么是慢性肺源性心脏病？

答：慢性肺源性心脏病简称肺心病，是由于慢性肺、胸廓或肺血管疾病引起的肺循环阻力增加，导致肺动脉高压和右心室肥大，伴或不伴右心功能衰竭的一类心脏疾病。

2. 临床上引起肺心病的主要病因有哪些？

答：慢性阻塞性肺疾病最多见，其次是支气管哮喘、支气管扩张等。

3. 肺心病的主要发病机制是什么？

答：肺心病主要是由于支气管－肺组织或肺动脉血管病变导致肺循环阻力增加，肺动脉高压，右心负荷增加，发生右心室肥厚扩大，发展为肺心病。

4. 肺心病有哪些主要的临床表现？

答：咳嗽、咳痰、气喘、气急、逐渐加重的活动后心悸、气短、呼吸困难，部分患者可以出现水肿的表现。

5. 肺心病有哪些并发症？

答：肺性脑病、酸碱失衡、电解质紊乱、心律失常（多表现为房性早搏及阵发性室上性心过速）、休克、消化道出血、弥漫性血管内凝血、深静脉血栓形成。

6. 肺心病失代偿期的临床表现有哪些？

答：出现呼吸衰竭和心力衰竭。

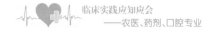

7. 肺心病失代偿期呼吸衰竭的临床表现有哪些?

答:早期缺氧主要表现为心悸和胸闷,当病情慢慢发展后,会发生低氧血症和高碳酸血症,还可以引发肺性脑病。

8. 肺心病失代偿期心力衰竭的临床表现有哪些?

答:气喘、心悸、少尿、紫绀加重、上腹胀痛、食欲不振、恶心,甚至呕吐等右心衰竭症状,有肝肿大伴压痛、肝颈静脉回流征阳性、水肿和腹水体征,病情严重者可发生休克。

9. 慢性肺心病的主要诊断依据是什么?

答:(1)有慢性支气管炎、肺气肿及其他引起肺的结构或功能损害而导致肺动脉高压、右心肥大的疾病病史;(2)X线、心电图、超声心动图等检查显示有肺动脉高压与右心室增大的征象;(3)有右心功能不全的临床表现,如颈静脉怒张、肝大、压痛、肝－颈静脉回流征阳性、下肢水肿等。

10. 慢性肺源性心脏病 X 线诊断有哪些标准?

答:右下肺动脉干扩张,横径大于15mm,后前位胸片肺动脉段突起高度大于3mm。心尖上翘提示有右心肥大。

11. 慢性肺源性心脏病心电图诊断有哪些标准?

答:(1)电轴右偏、额面平均电轴 $\geq +90°$;(2)重度顺钟向转位;(3)RV1 + SV5 ≥ 1.05mV;(4)肺型 P 波;具备上面一项,就可以作出诊断。

12. 肺源性心脏病的失代偿期治疗原则是什么?

答:积极控制感染,保持呼吸道通畅和改善呼吸功能,纠正缺氧和二氧化碳潴留,控制呼吸和心力衰竭。

13. 肺源性心脏病合并感染常见哪些细菌？

答：院外感染者病原菌多为肺炎链球菌、流感嗜血杆菌及卡他莫拉菌；院内感染多为革兰阴性杆菌（如克雷伯杆菌、大肠杆菌、绿脓杆菌等）。

14. 肺源性心脏病失代偿期治疗如何选择抗生素？

答：临床上常用于控制感染的抗菌药物有阿莫西林、哌拉西林、头孢菌素类、氟喹诺酮类、亚胺培南/西司他丁等，或根据痰细菌培养与药敏试验结果选用抗菌药物。

15. 慢性肺心病急性加重期应用洋黄地的指征有哪些？

答：(1)感染被控制，呼吸功能已改善，利尿剂不能取得良好疗效而反复水肿的心力衰竭者；(2)合并室上性快速心律失常者；(3)以右心衰竭为主要表现而无明显急性感染诱因者；(4)出现急性左心衰竭者。

三、支气管哮喘

1. 什么是支气管哮喘？

答：支气管哮喘是一种由肥大细胞、嗜酸性粒细胞、淋巴细胞等多种炎症细胞介导的气道慢性炎症。

2. 什么是咳嗽变异性哮喘？

答：咳嗽变异性哮喘是指以顽固性咳嗽为唯一的临床表现、无喘息症状的特殊类型哮喘。

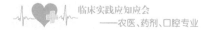
3. 什么叫胸闷变异性哮喘?

答:胸闷变异性哮喘是以胸闷为唯一症状的不典型哮喘。

4. 什么叫运动型哮喘?

答:有些患者尤其是青少年,其哮喘症状在运动时发生,称为运动性哮喘。

5. 典型的支气管哮喘有哪些症状?

答:典型的支气管哮喘为反复发作性伴有哮鸣音的呼气性呼吸困难、胸闷及咳嗽,症状可经治疗或自行缓解。

6. 非典型的支气管哮喘有哪些症状?

答:非典型的支气管哮喘可表现为发作性胸闷或顽固性咳嗽,例如有些青少年哮喘症状表现为运动时出现胸闷、咳嗽和呼吸困难(又称运动性哮喘)。

7. 支气管哮喘有哪些体征?

答:发作时胸部呈过度充气状态,有广泛的哮鸣音,呼气音延长。但在轻度哮喘或非常严重哮喘发作,哮鸣音可不出现。心率增快、奇脉、胸腹反常运动和紫绀常出现在严重哮喘患者中。非发作期体检可无异常。

8. 支气管哮喘的诊断标准是什么?

答:有反复发作性,发病时肺部有弥漫性哮鸣音和气道阻塞的可逆性除外其他疾病所引起的喘息、咳嗽、胸闷等症状。

9. 治疗支气管哮喘缓解药物有哪些?

答:(1)β_2肾上腺素受体激动剂是缓解哮喘症状的首选药;(2)茶碱(黄嘌呤)类药物适合夜间哮喘;(3)抗胆碱药物适合有吸烟史的老年患者;(4)糖皮质激素是最强的抗炎剂。

10. 控制支气管哮喘的药物有哪些?

答:吸入性糖皮质激素;钙拮抗剂适合治疗运动性哮喘;抗组胺药适合治疗过敏性哮喘;白三烯受体拮抗剂用于慢性哮喘的预防。

11. 支气管哮喘的呼吸功能检查有哪些?

答:通气功能监测、支气管激发试验、支气管舒张试验、PEF 及其变异率测定。

12. 如何判断支气管哮喘患者的激发试验?

答:只适用于 FEV_1 在正常预计值的70%以上的患者,如吸入激发剂后 FEV_1 下降大于20%为阳性。

13. 如何判断支气管哮喘患者的舒张实验?

答:适用于 FEV_1 小于正常预计值70%以下者,如吸入支气管舒张剂后 FEV_1 增加大于12%,且其绝对值增加 200mL 以上为阳性。

14. 支气管哮喘患者 PEF(呼气峰流速)有什么变化?

答:哮喘发作时下降,昼夜变异率≥20%。

15. 支气管哮喘长期管理的目标是什么?

答:(1)达到并维持症状的控制;(2)维持正常活动,包

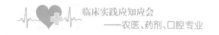

括运动能力;(3)维持肺功能水平尽量接近正常;(4)预防哮喘急性加重;(5)避免因哮喘药物治疗导致的不良反应;(6)预防哮喘导致的死亡。

四、呼吸衰竭

1. 什么是呼吸衰竭?

答:呼吸衰竭是由各种原因引起的肺通气和(或)换气功能严重障碍,以致不能进行有效的气体交换,导致缺氧伴(或不伴)二氧化碳潴留,从而引起一系列生理功能和代谢紊乱的临床综合征。

2. 什么是Ⅰ型呼吸衰竭?

答:Ⅰ型呼吸衰竭是由于换气功能障碍所致,有缺氧(动脉血氧分压 $PaO_2 < 60mmHg$),又伴有二氧化碳潴留。

3. 什么是Ⅱ型呼吸衰竭?

答:Ⅱ型呼吸衰竭是由于通气功能障碍所致,既有缺氧(动脉血氧分压 $PaO_2 < 60mmHg$),又伴有二氧化碳潴留(二氧化碳分压 $PaCO_2 > 50mmHg$)。

4. 慢性呼吸衰竭的的发病机制是什么?

答:肺泡通气不足;通气/血流比值失调;弥散障碍;氧耗量增加。

5. 慢性呼吸衰竭的临床表现有哪些?

答:呼吸困难;紫绀;精神神经症状;心血管功能障碍;消

化和泌尿系统症状等。

6. 如何对慢性呼吸衰竭的患者作出诊断?

答:有慢性支气管、肺疾病或导致呼吸功能障碍的原发病,近期有促使肺功能恶化的诱因,有缺氧和二氧化碳潴留的临床表现。

7. 慢性呼吸衰竭的治疗原则是什么?

答:建立通畅的气道;氧疗;增加通气量、减少二氧化碳潴留;控制感染;纠正酸碱平衡失调和电解质紊乱;糖皮质激素的应用;防治消化道出血;防治休克和其他。

五、肺炎

1. 什么是肺炎?

答:肺炎是指终末气道、肺泡腔及肺间质等在内的肺实质的急性炎症。

2. 什么是社区获得性肺炎?

答:在医院外罹患的感染性肺实质炎症,包括具有明确潜伏期的病原体感染而在入院后平均潜伏期内发病的肺炎。

3. 社区获得性肺炎致病菌有哪些?

答:主要致病菌仍为肺炎球菌约40%,革兰氏阴性杆菌约20%(其中最常见的是肺炎克雷伯杆菌)。

4. 什么是医院内获得性肺炎?

答:患者入院时不存在,也不处于感染潜伏期内,而于入

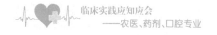
院 48 小时后在医院内发生的肺炎。以细菌性肺炎最常见。

5. 肺炎球菌肺炎合并感染性休克的临床表现有哪些?

答:常因严重败血症或毒血症而引起;多见于老人,亦见于青壮年;发病急骤,伴高热,并有血压下降和休克的表现;白细胞明显升高,中性粒细胞可达 90% 以上;常有水、电解质紊乱和代谢性酸中毒;易并发心肾功能不全、DIC 等,预后危重。

6. 肺炎球菌肺炎的胸部 X 线表现有哪些?

答:早期仅见肺纹理增粗、增深;肺实变期呈大叶,肺段分布的密度均匀阴影,其中可见支气管气道征及少量胸腔积液征;消散期逐渐变为散在的、大小不等的片状阴影;多数起病 3~4 周后才能完全消散,老年患者病灶消散较慢,或为机化性肺炎。

7. 老年性肺炎有什么特点?

答:老年肺炎常缺乏明显呼吸系统症状,症状多不典型,病情进展快,易发生漏诊、错诊。首发症状为呼吸急促及呼吸困难,或有意识障碍、嗜睡、脱水、食欲减退等。

8. 肺炎球菌肺炎有哪些症状?

答:多数起病急骤,常有受凉、淋雨、劳累、病毒感染等诱因,约 1/3 患病前有上呼吸道感染。病程 7~10 天,寒战、高热,呈稽留热型;咳嗽、咳痰,典型的痰为铁锈色,进入消散期痰量增多;胸痛和呼吸困难,病情严重时出现紫绀、休克。

9. 细菌性肺炎痰有什么特征性变化?

答:典型者,肺炎链球菌肺炎咳铁锈色痰;金葡菌肺炎咳黄脓痰;铜绿色假单胞菌肺炎咳翠绿色脓痰;克雷伯杆菌肺炎咳砖红色胶冻状痰。

10. 细菌性肺炎如何选择抗菌素?

答:肺炎(链)球菌肺炎首选青霉素;金葡菌肺炎首选苯唑西林或氯唑西林;耐甲氧西林金葡菌感染首选万古霉素;肺炎克雷伯杆菌肺炎首选头孢唑林;铜绿色假单胞菌肺炎首选哌拉西林加庆大霉素,严重病例可用第三代头孢菌素;军团菌肺炎首选红霉素。

11. 肺炎球菌肺炎病程有什么特点?

答:自然病程大致1~2周,发病前有诱因,发病后5~10天,体温可自行骤降或逐渐消退;使用抗生素后可使体温在1~3天内恢复正常,患者的其他症状与体征亦随之逐渐消失。

12. 呼吸系统疾病有哪些常见症状?其中哪一个症状最常见?

答:常见症状有咳嗽、咯痰、咯血、呼吸困难、哮喘、胸痛。其中咳嗽是最常见的症状。

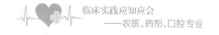
六、支气管扩张

1. 什么是支气管扩张?

答:支气管扩张是由于支气管及其周围肺组织慢性化脓性炎症和纤维化,使支气管壁的肌肉和弹性组织破坏,导致支气管变形或持久扩张。

2. 支气管扩张患者有哪些典型的临床症状?

答:临床上主要症状为慢性咳嗽,大量脓痰,反复咯血。

3. 支气管扩张的病因有哪些?

答:感染是引起支气管扩张最常见的原因;先天性和遗传性疾病;纤毛异常;免疫缺陷等。

4. 什么叫干性支气管扩张?

答:咯血可能是其首发和唯一的主诉,临床上称为"干性支气管扩张",常见于结核性支气管扩张,病变多在上叶支气管。

5. 支气管扩张患者肺部听诊有什么特点?

答:肺部听诊有固定性、持久不变的湿性啰音。

6. 支气管扩张患者确诊可以做哪项无创检查?

答:胸部 HRCT(高分辨 CT),可在横断面清楚显示扩张的支气管。

7. 支气管患者痰液有什么特点?

答:咳痰在晨起、傍晚和就寝时最多,每天可达 100 ~

400ml。收集全日痰静置于玻璃瓶中,数小时后可分为 3 层:上层为泡沫,中层为黄脓色混浊液,下层为坏死组织沉淀物。

8. 支气管扩张症如何与慢性支气管炎相鉴别?

答:慢性支气管炎多见于中年以上的患者,冬春季节出现咳嗽、咳痰或伴有喘息,多为白色黏液痰,并发感染时可有脓痰。

9. 支气管扩张症如何与肺脓肿相鉴别?

答:肺脓肿有急性起病过程,畏寒、高热,当咳出大量脓痰后体温下降,全身毒血症状减轻。X 线可见大片致密炎症阴影,其间有空腔及液平面,急性期经有效抗生素治疗后,可完全消退。

10. 支气管扩张症如何与肺结核相鉴别?

答:肺结核多有低热、盗汗、全身乏力、消瘦等结核中毒症状,伴咳嗽、咳痰、咯血,痰量一般较少。啰音一般位于肺尖,胸片多为肺上部斑片状浸润阴影,痰中可找到结核杆菌或 PCK 法结核杆菌 DNA 阳性。

11. 支气管扩张症如何明确诊断?

答:有反复咳脓痰、咯血史和既往有诱发支气管扩张的感染史,HRCT 显示支气管扩张的影像学改变,即可明确诊断为支气管扩张。

12. 支气管扩张如何治疗?

答:积极治疗原发病,保持呼吸道通畅,清除呼吸道分泌物,控制感染,咯血药物止血效果差时可以考虑纤维支气管

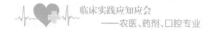
镜镜下止血或支气管动脉栓塞术。手术切除病肺是根治支气管扩张的唯一方法。

七、肺结核

1. 什么是肺结核病?

答:肺结核病是由结核杆菌引起的慢性呼吸道传染病,结核杆菌可以侵入全身各种器官,90% 左右侵犯肺脏,称为肺结核病。

2. 肺结核属于哪类传染病?

答:肺结核属于乙类传染病,发现疫情24 小时内报告。

3. 肺结核病是如何传染的?

答:主要通过患者咳嗽、打喷嚏或大声说话时喷出的飞沫传播给他人,只有痰中能够查出结核杆菌的肺结核患者才有传染性。

4. 肺结核病有哪些症状?

答:呼吸道有咳嗽、咳痰或伴有咯血、痰中带血、胸痛等;全身症状有发热、疲乏、食欲不振、盗汗、消瘦等。

5. 什么是肺结核可疑症状者?

答:咳嗽、咳痰2 周以上或痰中带血者为肺结核主要可疑症状者。

6. 哪些人容易得结核病?

答:吸入结核杆菌后虽然发生结核感染,但绝大多数不会发病。人体免疫力下降,如患糖尿病、矽肺、艾滋病、长期使用激素者容易得结核病,老年人或儿童也是结核病易患人群。

7. 何谓初治?

答:既往未用过抗结核药物或用药时间少于 1 个月的新发病例。

8. 何谓复治?

答:既往用药 1 个月以上的新发病例、复发病例、初治失败病例等。

9. 结核患者的治疗原则是什么?

答:结核患者的治疗必须要遵循五个原则:联合、早期、适量、规律、全程。

10. 结核患者为什么要联合用药?

答:联合用药利于多种抗结核药物的交叉杀菌、提高杀菌效能、防止耐药性的产生。

11. 结核患者为什么要早期用药?

答:肺结核患者早期的病灶血液供应好,有利于药物的渗透、分布,同时巨噬细胞活跃可大量吞噬结核杆菌,利于组织修复和有效杀灭结核杆菌。

12. 结核患者为什么要适量用药?

答:适量用药既能达到杀灭细菌的效果,又能减少毒副反应的发生。

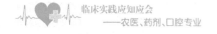
13. 结核患者为什么要规律用药?

答:规律用药可以保持相对稳定的药物血浓度,最大程度地杀灭结核菌。

14. 结核患者为什么要全程用药?

答:应教育患者坚持完成全疗程治疗,这样可以最大程度杀灭非敏感细菌和细胞内的杆菌,减少复发。

15. 为什么患者要接受国家推荐的统一短程化疗方案治疗?

答:因为统一短程方案治疗效果好、价格经济、有利于观察对比、可统一疗效标准,更重要的是可以防止耐药菌的产生,确保治疗的效果。

16. 常用的抗结核药物有哪几种?

答:常用的抗结核药物主要有异烟肼、利福平、乙胺丁醇、吡嗪酰胺和链霉素等,它们也是我国政府免费提供的抗结核药物。

17. 常用抗结核药物主要毒副反应是什么?

答:(1)异烟肼主要毒副反应为肝脏损害和末梢神经炎;(2)利福平主要毒副反应为肝脏损害、胃肠反应、过敏反应等;(3)乙胺丁醇主要毒副反应为视神经损害;(4)吡嗪酰胺主要毒副反应为肝脏损害、胃肠反应和关节痛;(5)链霉素主要毒副反应为听力障碍、眩晕、肾功能障碍和过敏反应。

18. 初诊患者每次查三份痰,是哪三份痰?

答:三份痰是夜痰、晨痰和即时痰等三个时段的痰。因为患者在一天的不同时段痰中菌量不同,查三个时段的痰能最大限度地发现痰阳性患者。

19. 预防控制结核病最有效的方法是什么?

答:积极发现和治愈传染性肺结核患者(痰涂片阳性),是当今结核病控制最有效的方法。

20. 结核病的基本病理变化是什么?

答:炎性渗出、增生和干酪样坏死。

21. 什么叫原发性肺结核?

答:多见于少年儿童,感染结核菌后在肺内形成病灶,并引起淋巴管炎和淋巴结炎。肺内原发病灶、淋巴管炎和肺门淋巴结炎,X 线胸片上表现为哑铃状阴影,称为原发综合征,预后良好。

22. 预防结核的疫苗叫什么,接种的对象是哪些人群?

答:卡介疫苗,接种后可使人体产生对结核菌的获得性免疫力。其接种对象是未受感染的新生儿、儿童及青少年。已受结核菌感染者(结素试验阳性)无必要接种。

23. 肺结核痰菌检查的临床意义是什么?

答:痰结核菌检查是确诊肺结核、发现传染源、观察疗效、决定是否治愈和流行病学调查统计的主要依据和指标。

24. 结核菌素试验阳性一定是有活动性肺结核吗?

答:一般成人大都感染过结核杆菌,阳性不表示发病,但成人如有明显全身症状,对 1:10000(1IU)OT 试验强阳性,表示体内有活动结核病灶。若 3 岁以下的儿童呈阳性反应,

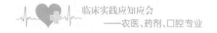

即使无临床表现,也应视为有活动结核病灶。

八、结核性胸膜炎

1. 什么是结核性胸膜炎?

答:结核菌由近胸膜的原发病灶直接侵入胸膜,或经淋巴管血行播散至胸膜而引起的渗出性炎症。

2. 结核性胸膜炎有哪些症状?

答:大多数结核性胸膜炎是急性起病。有结核的中毒症状,如发热、畏寒、出汗、乏力、食欲不振、盗汗,局部症状有胸痛、干咳等症状,当胸腔积液大于500mL时有呼吸困难。

3. 为什么结核性胸膜炎患者要进行胸腔穿刺抽液?

答:胸腔穿刺抽液不但有助于诊断,且可解除肺及心、血管的受压,改善呼吸,更重要的是可防止纤维蛋白沉着和胸膜增厚,避免肺功能遭受损害。

4. 如何对结核性胸膜炎患者进行穿刺抽液?

答:大量胸液者每周抽液2~3次,直至胸液完全吸收。每次抽液量一般不宜超过1000mL,过快、过多抽液使胸腔压力骤降,可发生肺水肿及循环障碍。

5. 结核性胸膜炎胸腔积液的特点?

答:胸液一般草黄色、透明渗出液,含大量纤维蛋白,放置后形成胶冻样凝块。大多为淋巴细胞,胸液/血浆乳酸脱氢酶比值>0.6,多为结核性胸膜炎。

6. 结核性胸膜炎进行 X 线检查有什么临床意义?

答:X 线胸部检查除证实积液阴影及协助定位外,还可了解肺、纵隔和心脏病变,对决定胸膜炎病因和性质有很大帮助。

九、气胸

1.何谓胸膜腔?

答:胸膜脏、壁两层相互移行,在左、右肺周围形成两个互不相通的腔隙称胸膜腔。胸膜腔内呈负压,有少量浆液。胸膜腔最低部位为肋隔隐窝,当胸膜发炎时,渗出液常积聚于此。

2. 损伤性气胸包括哪三种?

答:闭合性气胸、开放性气胸、张力性气胸。

3.何谓张力性气胸?

答:较大的肺气泡破裂或较大较深的肺裂伤或支气管破裂,裂口与胸膜腔相通,且形成单向活瓣,又称高压性气胸。吸气时空气从裂口进入胸膜腔内,而呼气时活瓣关闭,腔内空气不能排出,致胸膜腔内压力不断升高,压迫肺使之逐渐萎陷,并将纵隔推向健侧,挤压健侧肺,产生呼吸和循环功能的严重障碍。

4.闭合性气胸、肺萎陷百分之几以下多无明显症状?

答:30%。

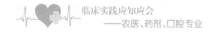

5.闭合性气胸、开放性气胸、张力性气胸的临床表现是什么?

答:闭合性气胸,肺压缩小于 30% 无明显症状,大于 30% 出现呼吸困难;开放性气胸,空气自由进出胸膜腔;张力性气胸,极度呼吸困难,查体触及皮下气肿。

6. 何谓纵膈摆动?

答:开放性气胸造成两侧胸膜腔压力不平衡,吸气时纵膈向健侧移位,呼气时又向伤侧移位,纵膈随呼吸运动左右摆动。

7.闭合性气胸、开放性气胸、张力性气胸的处理原则是什么?

答:闭合性气胸,小量气体,无需治疗,积气于 1~2 周自行吸收,大量气胸症状明显者,行胸膜腔闭式引流;开放性气胸,应迅速封闭胸壁伤口,然后按照闭合性气胸处理;张力性气胸,应紧急在伤侧锁骨中线第 2 肋间穿刺排气,然后行胸膜腔闭式引流,抗休克,预防感染。

8. 开放性气胸的急救、处理原则是什么?

答:(1)变开放性气胸为闭合性气胸:尽快用无菌敷料严密封闭伤口,并包扎固定;(2)胸膜腔抽气减压:先穿刺抽气,清创缝合伤口后行闭式胸腔引流;(3)抗休克治疗:给氧、输血、补液等;(4)手术:及早清创,缝闭伤口,如疑有胸膜腔内脏器损伤或活动性出血,则需剖胸探查;(5)应用抗生素预防感染。

十、血胸

1. 血胸如何分类?

答:按胸腔内积血多少分类,小量血胸小于500mL,中等量血胸500～1000mL,大量血胸大于1000mL。

2. 处理血胸时,行胸膜腔闭式引流,胸腔导管安放在哪里?

答:胸腔导管应放置在患侧第6、7肋间腋中线或腋后线处。

3. 血胸治疗期间,患者出现哪些征象说明胸膜腔内有活动性出血?

答:(1)脉搏逐渐加快,血压持续下降;(2)经补充血容量后,血压虽然有短暂回升,但又迅速下降;(3)血红蛋白、血细胞计数、血细胞比容持续降低;(4)胸膜腔闭式引流,出血量大于200mL/h,并持续2小时以上;(5)胸膜腔穿刺或抽出的血液很快凝固或因血液凝固抽不出,且胸部X线提示胸膜腔阴影继续增大者。

十一、肋骨骨折

1. 肋骨骨折的好发部位是哪里?

答:第4～7肋骨长而薄,最易骨折。

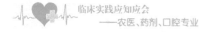
2. 何谓连枷胸?

答:多根多处肋骨骨折,因前后失去支撑,使该部胸廓软化,产生反常呼吸运动,即吸气时,胸膜腔内负压增高,软化部分向内凹陷;呼气时,胸膜腔内负压降低,该部胸壁向外突出,又称连枷胸。

3. 何谓反常呼吸运动?

答:多根多处肋骨骨折时,患者吸气时胸膜腔内负压升高,软化胸壁向内凹陷,呼气时负压降低,软化的胸壁向外凸出,这种与正常呼吸时胸壁运动相反的现象,称反常呼吸运动。

十二、脓胸

1. 何谓脓胸?

答:病菌侵入胸膜腔,产生脓性渗出液积聚于胸膜腔内的化脓性感染,称为脓胸。

2. 急性脓胸最可靠的诊断方法是什么?

答:胸穿抽出脓液。

第二章
心血管系统

一、心脏骤停

1. 什么是心脏骤停?

答:心脏射血功能突然终止称为心脏骤停。

2. 心脏骤停的常见原因是什么?

答:分为心源性和非心源性原因。心源性原因以冠心病多见;非心源性原因有电击、雷击、溺水、严重的电解质酸碱平衡紊乱(高钾血症)等。

3. 心脏骤停引起的病理生理改变包括哪些?

答:代谢性酸中毒、细胞内水肿、高血钾和组织器官不同程度的缺氧,其中以大脑缺氧最为严重,心脏骤停3分钟后出现脑水肿,4~6分钟脑可出现不可逆性损害。

4. 心脏骤停的诊断方法是什么?

答:心脏骤停的诊断方法是"一看,二摸"。"一看",即为判断患者的意识是否丧失(10s内完成);"二摸",即为摸患者的颈动脉是否有搏动。

5. 心脏骤停患者的处理原则是什么?

答:(1)开始评估;(2)基础生命支持(BLS),即按C-A

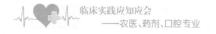

－B 的顺序操作;(3)高级生命支持;(4)心脏骤停后处理;
(5)长期治疗。

6. 基础生命支持(BLS)的提到的 CAB 各指什么?

答:C 指人工循环,A 指气道通畅,B 指人工呼吸。

7. 胸外心脏按压的部位、频率和按压的深度各是什么?

答:按压部位为胸骨中下 1/3 交界处;按压频率为 100 ~
120 次/分;按压的深度为成人 5 ~ 6cm,小儿胸腔前后径
1/3。

8. 基础生命支持中胸外按压与人工呼吸之比是多少?

答:30∶2。

9. 给心脏骤停患者进行高级生命支持时首选什么
药物?

答:首选药物是肾上腺素。利多卡因是治疗和预防心室
颤动的首选药物。

10. 简述胸外心脏按压有效的标志。

答:(1)能摸到大动脉搏动;(2)收缩压维持在 60mmHg
以上;(3)紫绀的口唇变红润;(4)散大的瞳孔开始缩小;(5)
自主呼吸恢复。

11. 初期复苏中你如何使患者保持呼吸道通畅?

答:初期复苏迅速清除口咽部异物及痰液,再用托颈压
额法或托下颌法解除舌根后坠,如有条件可用口咽导管或鼻
咽导管保持呼吸道通畅。

12.如何正确地进行胸外心脏按压?

答:患者仰卧在硬质平板上,抢救者位于患者一侧,立即用一手掌根部置于剑突上约4cm处,另一手掌根部重叠在该手背上,两臂伸直,借自身前倾重力,垂直向下有节奏地按压,使胸骨下陷5~6cm,随即放开,使胸骨自行复位,放松时手掌既不能离开胸壁,又不能阻碍胸廓复原。

二、心力衰竭

1.什么是心力衰竭?

答:各种致病因素所致的心脏收缩和(或)舒张功能障碍,使心输出量绝对或相对下降,以致不能满足机体代谢需要的全身性病理生理过程称心力衰竭。

2.心力衰竭主要临床症状是什么?

答:主要表现为呼吸困难、体力活动受限和体液潴留。

3.心力衰竭如何分类?

答:按部位分为左心衰竭、右心衰竭和全心衰竭;按时间分为急性心衰和慢性心衰;按性质分为收缩性心衰和舒张性心衰。

4.什么是急性心力衰竭?

答:急性心力衰竭是指因急性的心肌损害或心脏负荷加重,造成急性心排血量骤降、肺循环压力升高、周围循环阻力增加,引起肺循环充血而出现急性肺淤血、肺水肿,并可有伴

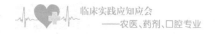

组织、器官灌注不足和心源性休克的临床综合征,以急性左心衰竭最为常见。

5.什么是慢性心力衰竭?

答:慢性心力衰竭有一个缓慢的发展过程,持续存在的心力衰竭状态,可以稳定、恶化或失代偿,均有心脏代偿性扩大和肥厚。慢性心力衰竭是各种病因所致心脏疾病的终末阶段。

6.什么是Ⅰ级心力衰竭?

答:日常活动量不受限制,一般活动不引起乏力和呼吸困难。

7. 什么是Ⅱ级心力衰竭?

答:体力活动轻度受限,休息时无自觉症状,一般活动可以出现心衰症状。

8. 什么是Ⅲ级心力衰竭?

答:休息平静状态下无心力衰竭症状,低于平时一般活动即出现心力衰竭的症状。

9. 什么是慢性心力衰竭6分钟步行试验?

答:慢性心力衰竭的患者要求在平直的走廊里尽快行走,测定6分钟的步行距离,判断心衰的程度。可作为评估运动耐力和劳力性症状的客观指标,或评价药物治疗效果。

10. 6分钟步行试验对慢性心衰如何分级?

答:轻度心力衰竭步行距离 >450m,中度心力衰竭步行距离在 150~450m 之间,重度心力衰竭步行距离 <150m。

11. 心力衰竭的病因有哪些？

答：几乎所有的心血管疾病最终都会导致心力衰竭的发生，如心肌梗死、心肌病、血流动力学负荷过重、炎症等任何原因引起的心肌损伤，均可造成心肌结构和功能的变化，最后导致心室泵血和(或)充盈功能低下。

12. 心力衰竭常见的诱因有哪些？

答：在基础性心脏病的基础上，一些因素可诱发心力衰竭的发生。常见的心力衰竭诱因有感染、严重心律失常、心脏负荷加大(妊娠、分娩、过多过快的输液)、过度体力消耗或情绪激动等。

13. 心力衰竭主要的死亡原因是什么？

答：死亡原因依次为左心功能衰竭、心律失常和猝死。

14. 心衰的主要发病机制是什么？

答：(1)心肌死亡(坏死、凋亡、自噬等)的发生，如急性心肌梗死(AMI)、重症心肌炎等；(2)神经内分泌系统过度激活所致的系统反应，其中肾素、血管紧张素、醛固酮系统(RAAS)和交感神经系统过度兴奋起着主要作用。切断这两个关键过程是心衰有效预防和治疗的基础。

15. 心衰治疗目标是什么？

答：心衰的治疗目标不仅是改善症状、提高生活质量，更重要的是针对心肌重构的机制，防止和延缓心肌重构的发展，从而降低心衰的病死率和住院率。

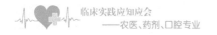
16. 慢性心力衰竭的主要病因是什么?

答:冠心病、高血压。

17. 心衰流行病学有什么特点?

答:随着年龄的增加,心衰的患病率迅速增加,70岁以上人群患病率 >10% ,心衰患者4年死亡率是50% ,严重心衰患者1年死亡率 >50% 。

18. 慢性左心衰竭典型的、最早出现的和严重的临床表现分别是什么?

答:典型的临床表现是夜间阵发性呼吸困难,最早出现的临床表现是劳力性呼吸困难,严重的临床表现是端坐呼吸。

19. 什么是心源性哮喘?

答:慢性左心衰患者夜间出现阵发性呼吸困难,同时伴有哮鸣音的称为心源性哮喘。

20. 什么叫心脏的后负荷?

答:心脏的后负荷又称压力负荷,是指心脏收缩时所承受的负荷。

21. 什么叫心脏的前负荷?

答:心脏的前负荷又称容量负荷,是指心脏舒张时所承受的负荷,常用心肌舒张末期容量表示。

22. 左心衰竭的临床表现有哪些?

答:以肺淤血及心排血量降低为主要表现。肺淤血主要表现为程度不一的呼吸困难和咳嗽、咳痰、咯血。心排血量降低主要表现为乏力、疲倦、运动耐量减低、少尿及肾功能损害症状等。

23. 左心衰竭有哪些主要的体征?

答:肺部有湿性啰音、心脏扩大、舒张期奔马律等。

24. 右心衰竭有哪些主要体征?

答:劳力性的凹陷水肿,起始身体低垂部位对称性水肿;颈静脉怒张、肝颈静脉返流征阳性具有特征性;右心室显著扩大。

25. 全心衰竭有什么临床表现?

答:形成全心衰竭衰竭时,右心排血量减少,因此呼吸困难等肺淤血的症状有所减轻。左心衰竭主要表现为心排血量减少的症状和体征。

26. 利钠肽、肌钙蛋白检查对心衰患者有何临床意义?

答:利钠肽可用来评估慢性心衰的严重程度和预后,肌钙蛋白可以明确是否存在急性冠状动脉综合征;两者同时升高有助于判断心衰的严重程度和预后。

27. 治疗慢性心衰的三大药物是哪些?

答:利尿剂:恰当合理使用利尿剂是有效治疗心衰的基础;肾素血管紧张素转换酶抑制剂(ACEI)或血管紧张素Ⅱ受体阻滞剂(ARB):是治疗心衰的基石和首选药物;β受体阻滞剂:逆转或减轻心肌重构或重塑。

28. 洋地黄毒性反应有哪些症状?

答:(1)最早出现的症状是胃肠道反应,如食欲不振、恶

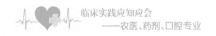

心、呕吐,属中枢性;(2)最特异的症状是神经系统的视物黄视或绿视等;(3)最常见的症状是室性期前收缩;(4)慢性房颤患者在用洋地黄期间心室率突然变得规则时,应警惕是否中毒。

29. 洋地黄中毒的治疗措施有哪些?

答:及时停药并停用排钾利尿剂及糖皮质激素;快速性心律失常钾离子浓度低时静脉补钾,可应用苯妥英钠或利多卡因;出现缓慢性心律失常可应用阿托品。

30. 何谓心输出量?

答:心每博动一次,由一侧心室射出的血量为每博输出量,正常成人安静时约 $60 \sim 80mL$。每分钟由一侧心室射出的血量为每分心输出量,简称心输出量,它等于每博输出量乘以心率,成人安静时约定 $4 \sim 6L/min$。

31. 何谓动脉血压?

答:通常所说的血压是指动脉血压,它是指动脉血管内流动的血液对单位面积动脉管壁的侧压力。在每个心动周期中,心室收缩,动脉血压升高到最高值称为收缩压;接着心室舒张,动脉血压下降到最低值为舒张压。

三、心律失常

1. 什么是心律失常?

答:心脏电活动的频率、节律、起源部位、传导速度或激动次序的异常称为心律失常。

2. 心律失常如何分类?

答:心律失常按其发生原理分为冲动形成异常和冲动传导异常两大类;按心律失常发生时心率快慢分为快速性和缓慢性两大类。

3. 什么叫窦性心律?

答:凡是由窦房结发出激动所形成的心律总称为窦性心律。窦房结的频率每分钟 60~100 次,但有 25% 的青年人心率为 50~60 次/分。

4. 什么叫窦房结?

答:人体右心房后上方有一个特殊的小结节,由特殊的细胞构成,叫做窦房结;人体正常的心跳就是从这里发出的,窦房结每发生 1 次电冲动,心脏就跳动 1 次。

5. 窦性心律的心电图有什么特点?

答:窦性心律的心电图必须符合下列两个条件:(1)P 波在 I、II、aVF、V5 导联直立,aVR 倒置。(2)P-R 间期大于 0.12 秒。

6. 什么是房性期前收缩?

答:它是起源于心房异位提前的心脏搏动,非常普遍。心脏正常的健康人也较多见房性期前收缩,其常无明确诱因,可短时或长时间出现。

7. 房性期前收缩有什么临床症状?

答:主要症状为心悸,还有自觉心脏停跳感、胸闷、乏力

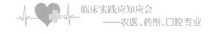

等。也有无症状者,多为功能性。

8. 房性期前收缩的病因有哪些?

答:器质性心脏病,药物及电解质紊乱,神经异常状态,内分泌疾病,正常健康心脏。

9. 房性期前收缩心电图特点是什么?

答:早搏的 P′波提前出现,P′ – R 间期均大于 0.12 秒,P′后面跟着正常的 QRS 波,不完全性代偿间歇。

10. 什么叫阵发性室上性心动过速?

答:阵发性室上速是一种阵发性快速而规则的异位心律,其特点是突然发作,突然停止,心率 150~250 次/分,可能持续数秒、数小时或数日。心悸可能是唯一的症状。

11. 阵发性室上性心动过速的主要病因有哪些?

答:阵发性室上性心动过速常见于冠心病、心肌梗死、缺氧血症、低血钾症、预激综合征、心力衰竭、慢性阻塞性肺疾患等器质性心脏病,亦可见于无任何病因,或由于情绪激动、过度疲劳、吸烟、饮酒诱发。

12. 阵发性室上性心动过速心电图有什么特点?

答:心电图示连续 3 个以上迅速出现 QRS 波,频率 160~220 次/分钟,R – R 间距相等。

13. 阵发性室上性心动过速治疗原则是什么?

答:急性发作时可以刺激迷走神经末梢的方法,此法多适用于青年人,老年人不能用,药物可以选择维拉帕米静脉缓慢注射。目前治疗阵发性室上性心动过速最好的方法是导管射频消融术。

14. 心房颤动常见的病因有哪些?

答:心房颤动是一种老年性疾病,发生率随年龄而增加;高血压和瓣膜性心脏病是造成心房颤动两个最常见的危险因子。

15. 心房颤动听诊有什么特点?

答:第一心音强弱不等,心律不规则,脉搏短绌(脉率少于心率)。

16. 心房颤动的心电图有什么特点?

答:(1)P 波消失,代之以 f 波,频率为 350～600 次/分,其大小、形态和振幅不同;(2)心室率绝对不规则,QRS 波群通常形态正常。

17. 心房颤动有什么危害?

答:心房颤动患者容易出现体循环动脉栓塞和心排出量减少(比正常减少 >25%)。

18. 心房颤动的治疗原则是什么?

答:消除易患因素;转复和维持窦性心律;预防复发;控制心室率;预防栓塞并发症。

19. 室性期前收缩心电图特点是什么?

答:提早出现宽大畸形的 QRS 波,时限大多 >0.12 秒,T 波与 QRS 波主波方向相反,其前无 P 波。

20. 什么是室性心动过速? 有什么危害?

答:心电图上连续出现 3 个或 3 个以上的室性早搏叫室

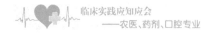

性心动过速。一种严重的快速心律失常,可发展成心室颤动,致心源性猝死。同时有心脏病存在者病死率可达50%以上,所以必需及时诊断,予以适当处理。

21. 室颤的临床特点和有效的抢救措施是什么?

答:室颤是临死心电图,也是最严重的心律失常。脉搏摸不到,心音消失、血压测不到,心电图上出现振幅大小不规则的波。有效的抢救措施是非同步电除颤,所用能量为200~350焦耳。

22. 房室传导阻滞心电图有什么特点?

答:一度房室传导阻滞P–R间期延长,患者一般没有症状。二度Ⅰ型P–R间期延长直到一个P波不能下传到心室,出现心搏脱漏;二度Ⅱ型P–R间期固定不变,QRS波群有规律性脱漏。三度房室阻滞又称完全性房室传导阻滞,其特征为心房与心室的活动各自独立、互不相干,且心房率快于心室率。

23. 房室传导阻滞治疗原则是什么?

答:严重的二度Ⅱ型和三度房室传导阻滞心室率显著缓慢,伴有明显症状,如晕厥、意识丧失,发生阿斯综合征时,就要通过安装起搏器(双腔)治疗,以免发生长时间心脏停跳,导致生命危险。

四、心脏瓣膜病

1. 心脏瓣膜病的病因有哪些?

答:心脏瓣膜病的主要病因包括风湿热、黏液变性、退行性改变、先天性畸形、缺血性坏死、感染和创伤等,可以引起单个瓣膜或多个瓣膜病变。其中以风湿热导致的瓣膜损害最为常见。

2. 二尖瓣狭窄的患者有什么体征?

答:心脏瓣膜病变累及最多的是二尖瓣。心尖部舒张期隆隆样杂音是最重要的体征,还有两颊紫红,呈二尖瓣面容,心界扩大,心腰部膨出,呈梨形。

3. 主动脉瓣狭窄有什么临床特点?

答:主动脉狭窄患者有心绞痛、晕厥和呼吸困难三联征,胸骨右缘第 2 肋间的收缩期有吹风样杂音。

4. 主动脉关闭不全有什么临床特点?

答:主动脉瓣第二听诊区有哈气样舒张期杂音, 心尖区收缩期前杂音,即 Austin - Flint 杂音,周围血管征如点头征、股动脉枪击音和毛细血管搏动征阳性;X 线呈"靴形"(主动脉型)心影。

5. 彩色血流和多普勒频谱超声心动图对心脏瓣膜病检查有什么意义?

答:可以定量测定瓣膜狭窄或关闭不全的程度,各房室

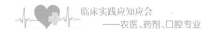

的大小,心室壁的厚度,左心室的收缩功能,肺动脉压力等。对指导手术、介入和药物治疗有重要价值。

6. 风湿性心脏瓣膜病变有何治疗特点?

答:长期,甚至是终身预防性的抗风湿热,使用卞星氨苄青霉素 120 万 U,每月肌注一次;适合手术(介入)治疗的患者,尽早的进行手术(介入)治疗,以免贻误治疗时机。

五、自体瓣膜感染心内膜炎(IE)

1. 自体瓣膜感染心内膜炎主要由什么细菌引起?

答:急性者主要由金黄色葡萄球菌引起;亚急性者,最常见的是草绿色链球菌。

2. 自体瓣膜感染心内膜炎有什么临床症状?

答:发热以弛张热为主,心脏杂音可因心脏瓣膜的赘生物而发生改变,周围血管体征(瘀点、指和趾甲下线状出血)、动脉栓塞等。

3. 自体瓣膜感染心内膜炎诊断标准是什么?

答:超声心动图和血培养是诊断的两大基石。血培养阳性或超声心动图异常(赘生物、脓肿)、新出现的瓣膜返流。

4. 自体瓣膜感染心内膜炎抗菌素的治疗原则是什么?

答:早期、足量、联合、长程。早期治疗可降低并发症的发生率和病死率,一旦怀疑 IE,在血培养后应尽早治疗。用药剂量要求维持抗生素血浓度在杀菌水平的 4~8 倍。一般疗程 4~6 周,血培养持续阳性,有并发症者应 >8 周。

5.IE 如何选择抗菌素?

答:急性可选用萘夫西林 + 氨苄西林 +（或）庆大霉素;亚急性选用青霉素 + 庆大霉素,对青霉素过敏者可选用头孢曲松或万古霉素。

六、原发性高血压

1. 正常的血压是多少? 理想的血压是多少?

答:正常的血压 90mmHg < 收缩压 < 140mmHg、60mmHg < 舒张压 <90mmHg,理想的血压低于 120mmHg/80mmHg。

2. 原发性高血压如何分级?

答:收缩压每升高 20mmHg 或舒张压每升高 10mmHg 为一个级别,分轻、中、重度或 1、2、3 级,当收缩压和舒张压处于不同级别时,以较高的级别作为一个等级。

3. 原发性高血压发病和哪些因素有关?

答:是高血压遗传因素(占 40%)和环境因素(占 60%)相互作用的结果。

4. 高血压发病和饮食有什么关系?

答:不同地区人群中钠盐摄入量与血压正相关,钾摄入量与血压负相关,饮食中低钙与高血压有关。高蛋白质、饱和脂肪酸和脂肪酸/多不饱和脂肪酸比值较高属于升血压因素。

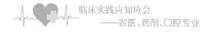
5. 影响原发性高血压患者预后的危险因素有哪些?

答:(1)收缩压和舒张压的水平;(2)男性55岁以上,女性65岁以上;(3)吸烟;(4)总胆固醇>5.72mmol/L;(5)糖尿病;(6)早发的心血管疾病家族史(发病年龄男性小于55岁或女性小于65岁)。

6. 原发性高血压如何划分危险度?

答:低危层:高血压1级无其他危险因素者;中危层:高血压2级或1~2级同时有1~2种危险因素者;高危层:高血压1~2级同时有3种以上危险因素、靶器官损伤者;或高血压3级而无其他危险因素者;很高危层:高血压3级同时有1种以上危险因素或靶器官损害,或高血压1~3级并有临床并发症疾病者。

7. 高血压病常见的并发症有哪些?

答:长期高血压多引发心、脑、肾及眼底病变,主要并发症是脑中风、高心病、肾炎、眼底出血。

8. 高血压病的治疗原则是什么?

答:高血压治疗的主要目标是血压达标,降压治疗的最终目的是最大限度地降低高血压患者心、脑血管病的发生率和死亡率。

9. 利尿剂降血压特点和副作用是什么?

答:降压起效较快,作用平稳,持续时间较长,且价格低廉。长期使用应注意其对血脂、血糖、血尿酸的不良反应。痛风者和肾功能不全者禁用。

10. β受体阻滞剂降血压特点和副作用是什么?

答:适用于各种不同严重程度的高血压,特别是快心率的中青年患者、合并心绞痛患者。对老年高血压疗效较差,有急性心力衰竭、支气管哮喘、病态窦房结综合征、房室传导阻滞、外周血管病者禁用。

11. 钙通道阻滞剂降血压特点和副作用是什么?

答:起效迅速、强力,降压疗效和降压幅度较强。不良反应是引起心率增快、面部潮红、头痛、下肢水肿。

12. 血管紧张素转换酶抑制剂降血压的特点和副作用是什么?

答:起效缓慢、逐渐增强,对肥胖、糖尿病和靶器官受损的高血压患者具有较好的疗效,尤其适用于伴充血性心力衰竭、心肌梗死、糖尿病患者;不良反应是有刺激性干咳和血管性水肿;高血钾症、妊娠和双侧肾动脉狭窄者禁用。

13. 血管紧张素Ⅱ受体阻滞剂降血压特点和副作用是什么?

答:起效缓慢,但持久而平稳,适应症和禁忌症与血管紧张素转换酶抑制剂相同,但很少发生刺激性干咳。

14. 高血压病血压控制的目标是多少?

答:一般主张血压控制目标值应<140/90mmHg。合并糖尿病、慢性肾脏病、心力衰竭患者,血压控制目标<130/80mmHg。对老年收缩期高血压患者,收缩压控制在150mmHg以下,如果耐受可降至140mmHg以下。

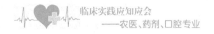
15.降压药选择的原则是什么?

答:降压治疗药物应用遵循小剂量开始、优先选择长效、联合应用和个体化的原则。

16.目前世界卫生组织推荐的钠盐是多少?

答:每天少于6g。

七、冠状动脉性心脏病

1.引起冠状动脉粥样硬化主要的危险因素有哪些?

答:(1)年龄:本病多见于40岁以上的中、老年人;

(2)性别:本病男性多见,男女比例约为2:1,女性患者常在绝经之后;

(3)还有血脂异常、高血压、吸烟、糖尿病、体重、职业、遗传、A型性格等危险因素。

2.目前冠心病如何分类?

答:分为两大类:(1)慢性冠心病也称慢性缺血综合征,包括稳定型心绞痛、缺血性心肌病和隐匿性冠心病;(2)急性冠状动脉综合征包括不稳定型心绞痛、非ST段抬高型心肌梗死和ST段抬高型心肌梗死等。

3.典型的稳定型心绞痛有什么特点?

答:发生在胸骨中上部的压榨痛、紧缩感、窒息感的疼痛,范围有手掌大小,并可放射至左肩内侧、颈部、下颌,持续时间为3~5分钟,一般不超过半小时,经休息或服硝酸甘油可缓解。发作前有诱发因素。

4. 心绞痛如何分级?

答:Ⅰ级:一般日常活动不引起心绞痛,费力、速度快、长时间的体力活动引起发作;Ⅱ级:日常体力活动稍受限制,平地步行200米以上或登楼一层以上受限;Ⅲ级:日常体力活动明显受限制,以一般速度在一般条件下平地步行200米内或上一层楼即可引起心绞痛发作;Ⅳ级:轻微活动即可引起心绞痛,甚至休息时也可发作。

5. 稳定型心绞痛的治疗原则是什么?

答:稳定型心绞痛患者应改变生活方式,控制危险因素,根据患者的危险程度选择和优化药物治疗以及血管重建等非药物治疗。药物治疗是稳定性心绞痛的治疗基础,药物包括阿司匹林、他汀类药物、血管紧张素转换酶抑制剂(ACEI)和β受体阻滞剂。

6. 冠脉造影检查有什么临床意义?

答:冠状动脉造影是诊断冠心病的一种较为安全可靠的有创诊断技术,被认为是诊断冠心病的"金标准"。1支或1支以上主要冠状动脉狭窄程度达到70%是应用支架治疗的指征。

7. 什么是急性心肌梗死?

答:急性心肌梗死是冠状动脉急性、持续性缺血缺氧所引起的心肌坏死。临床上多有剧烈而持久的胸骨后疼痛,休息及硝酸酯类药物不能完全缓解,伴有血清心肌坏死标记物

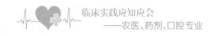

增高及进行性心电图变化,可并发心律失常、休克或心力衰竭,常可危及生命。

8.心梗患者心律失常有什么特点?

答:多发生于起病1~2天,24小时内最常见,以室性心律失常最多见,出现室颤是心梗患者早期特别是院前主要死亡原因。

9.心梗患者心电图有何改变?

答:(1)ST段抬高性(Q波性)心肌梗死:T波高尖 →ST段抬高→病理性Q波→ST段回复→T波倒置。(2)非ST段抬高(非Q波):先是ST段普遍缺血型压低,始终不出现Q波。

10.心梗患者血清心肌坏死标记物如何改变?

答:(1)心肌肌钙蛋白:是诊断心肌坏死最特异和敏感的首选指标;

(2)肌红蛋白:有助于早期诊断,但特异性较差;

(3)肌酸激酶同工酶(CK-MB):反映梗死范围,高峰提前说明溶栓成功。

11.心梗有哪些并发症?

答:乳头肌功能失调或断裂(心尖有喀喇音)、心脏破裂、栓塞、心室壁瘤、心肌梗死后综合征。

12.心梗诊断的三要素是什么?

答:胸痛、心电图改变和心肌损伤标记物增高。

13. 心梗有哪些并发症?

答:乳头肌功能失调或断裂(心尖有喀喇音)、心脏破裂、栓塞、心室壁瘤、心肌梗死后综合征。

14. 治疗心梗的方法有哪些?

答:强力止痛(吗啡或哌替啶);急诊冠脉成形术是目前最积极有效的方法;溶栓;心梗室性心律失常选用利多卡因,发生室颤者立即实施非同步直流电除颤;治疗心衰慎用洋地黄类药物,主张用 β 受体阻滞剂和 ACEI 制剂。

15. 溶栓如何成功的诊断?

答:抬高的 ST 段 2 小时内回降 50%,CK - MB 酶峰值前移(14 小时内)。

八、病毒性心肌炎

1. 什么是病毒性心肌炎?

答:病毒性心肌炎是病毒感染引起的心肌炎症病变,以柯萨奇 B 组病毒最多见。

2. 病毒性心肌炎有什么症状?

答:起病前 3 周内常有病毒感染前驱症状,随后出现心悸、胸痛,重症者心力衰竭及各种心律失常。

3. 病毒性心肌炎有什么体征?

答:有心脏扩大,与发热程度不平行的心动过速,可听到第三心音或杂音,或有肺部啰音、肝大等心力衰竭体征。

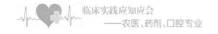

5. 如何治疗病毒性心肌炎?

答:由于本病是病毒感染所致,抗生素无效,故治疗特别强调充分的休息和营养,以及使用大剂量维生素 C、三磷酸腺苷、辅酶 A、肌苷、细胞色素 C 等药物以改善心肌的营养和代谢。

九、心肌病

1. 什么是心肌病?

答:心肌病是一组异质性心肌疾病,由不同病因(遗传性病因多见)引起的心肌病变导致心肌机械和(或)心电功能障碍,常表现为心肌肥厚或扩张。

2. 什么是扩张性心肌病?

答:是一类以左心室或双心室扩大伴收缩功能障碍为特征的心肌病。临床表现为心脏扩大、心力衰竭、心律失常、血栓栓塞及猝死。

3. 扩张性心肌病的病因是什么?

答:扩张型心肌病的重要病因是病毒感染。

4. 扩张型心肌病的病理改变有哪些?

答:组织学上心肌细胞肥大、变性、纤维化;肉眼以心腔扩大为主,室壁多变薄,纤维瘢痕形成和附壁血栓。

5. 扩张性心肌病预后如何?

答:本病预后差,确诊后 5 年生存约 50%,10 年生存约25%。

6. 什么是肥厚性心肌病?

答:是一种遗传性心肌病,以心室非对称性肥大为解剖特点,是青少年运动猝死的主要原因之一。

7. 肥厚性心肌病主要病理改变是什么?

答:主要为心室肥厚,尤其是室间隔肥厚,左心室流出通道梗阻导致出现胸闷气短症状。

8. 如何诊断肥厚性心肌病?

答:有阳性家族史(猝死、心肌肥厚等),根据病史和体格检查,超声心动图显示舒张期室间隔厚度达15mm或与后壁厚度之比≥1.3,明确有遗传学异常。

十、急性心包炎

1. 什么是急性心包炎?

答:心包脏层和壁层的急性炎症性疾病,病程少于6周,常见的病因为病毒感染,包括心包液的纤维素性和渗出性变化。

2. 急性心包炎有哪些主要症状?

答:纤维素性心包炎主要表现为心前区痛,吸气和咳嗽时疼痛加重;渗出性心包炎表现为呼吸困难,由肺淤血、肺或支气管受压而引起。

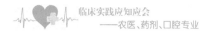
3. 急性心包炎特征性的体征是什么?

答:在胸骨左缘第3、4肋间听到抓刮样粗糙心包摩擦音,心包摩擦音是纤维蛋白性心包炎的特异性体征,在前倾坐位时较容易听到。有心包积液时则消失。

十一、休克

1. 何谓休克?

答:休克是指由于各种致病因素造成机体有效循环血量锐减,微循环灌注不足,细胞代谢紊乱及主要脏器损伤而产生的一种危急综合症。

2. 休克的实质是什么?

答:微循环灌注不足。

3. 各类休克的基本病理变化共同点是什么?

答:有效循环血量锐减。

4. 休克的治疗原则是什么?

答:(1)消除病因是抗休克的根本措施;(2)迅速扩容、恢复有效循环血量;(3)纠正微循环障碍;(4)增强心肌功能;(5)恢复机体正常代谢。

5. 何谓中心静脉压(CVP)?

答:中心静脉压(CVP)是上下腔静脉进入右心房处的压力。正常值为 $10 \sim 12 cmH_2O$。当 $CVP < 5cmH_2O$ 为右心房充盈不足或血容量不足,$CVP > 15cmH_2O$ 提示心功能不全、静脉血管床过度收缩或肺循环阻力增高,$CVP > 20cmH_2O$ 为充血性心力衰竭。

6. 休克患者观察要点是什么?

答:(1)神志;(2)脉搏;(3)血压与脉压差;(4)呼吸;(5)皮肤色泽、温度、湿度;(6)尿量;(7)实验室检查及中心静脉压测定。

7. 为什么不能给休克的患者体表加温?

答:体表直接加温可提高局部的新陈代谢和细胞需氧量增加,加剧了血供不足的矛盾,也可使皮肤血管扩张,破坏机体的调节作用,对纠正休克不利。

十二、下肢静脉疾病

1. 下肢静脉曲张的主要原因是什么?

答:静脉瓣膜缺陷、静脉壁薄弱;以及由长期站立、重体力劳动、妊娠、慢性咳嗽、习惯性便秘等导致。

十三、小儿循环系统

1. 小儿血压如何计算?

答:按公式计算:收缩压 = 年龄 $\times 2 + 80mmHg$;舒张压 = 收缩压 $\times 2/3$(注意测血压时袖带宽度为上臂的 2/3 为宜)。

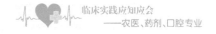

2. 小儿心率的特点是什么？

答：(1)由于小儿新陈代谢旺盛,心神经的分布,以交感神经占优势,故小儿年龄越小心率越快;(2)新生儿心率120～140次/min,1岁以内110～130次/min,2～3岁100～120次/min,4～7岁80～100次/min,8～14岁70～90次/min。

3. 小儿心力衰竭的早期体征有哪些？

答：心动过速是较早出现的代偿现象:婴儿心率＞160次/min,学龄儿童＞100次/min;肝大是体静脉淤血最早、最常见的体征;常见的症状是烦躁不安,呼吸困难等。

4. 什么叫先天性心脏病？

答：先天性心脏病是先天性畸形中最常见的一类,是指在胚胎发育时期由于心脏及大血管的形成障碍或发育异常而引起的解剖结构异常,或出生后应自动关闭的通道未能闭合(在胎儿属正常)的情形。

5. 小儿先天性心脏病中常见类型有哪些？

答：室间隔缺损、房间隔缺损、动脉导管未闭、肺动脉狭窄、法洛四联症和大动脉错位等。室间隔缺损是最常见的先天性心脏病。

6. 法洛四联症是由哪几种畸形组成？

答：肺动脉狭窄、室间隔缺损、主动脉骑跨及右心室肥厚。其中以肺动脉狭窄为重要畸形。

7. 先天性心脏病的病因是什么？

答：绝大多数为环境因素造成,如妇女妊娠时服用药物、感染病毒、环境污染、射线辐射等都会使胎儿心脏发育异常。尤其妊娠前 3 个月感染风疹病毒,会使孩子患上先天性心脏病的风险急剧增加。

8. 小儿先天性心脏病最常见的类型是什么?

答:室间隔缺损是最常见的先天性心脏病。

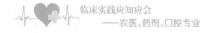
第三章
消化系统

一、胃食管反流病

1. 何谓胃食管反流病?

答:胃食管腔因过度接触(或暴露于)胃液而引起的临床胃食管反流征和食管黏膜损伤的疾病称为胃食管反流。

2. 胃食管反流病的常见临床表现有哪些?

答:最常见的症状是胃灼热和反酸,其次还有吞咽疼痛和吞咽困难。

3. 何谓胃灼热?

答:胃灼热是指胸骨后和剑突下烧灼感,多在餐后 1 小时出现,平卧、弯腰或腹压增高时易发生。

4. 何谓反酸?

答:反流入口腔的胃内容物常呈酸性称为反酸。

5. 如何预防胃食管反流病?

答:(1)过度肥胖者减轻体重;(2)少吃多餐,睡前 4 小时内不宜进食;(3)避免长久增加腹压的各种动作和姿势;(4)戒烟、戒酒,少食巧克力和咖啡等。

二、食管癌

1. 食管癌的好发部位是哪里?

答:以食管中胸段多见。

2. 食管癌的主要分型有哪些?

答:组织学分型绝大多数为鳞状上皮癌,其次是腺癌;病理形态分为髓质型、蕈伞型,溃疡型和缩窄型,以髓质型最多见。

3. 食管癌的常见转移途径是什么?

答:淋巴道转移。

4. 食管癌的临床表现有哪些?

答:早期无明显症状,吞咽食物时偶有哽咽感;中晚期的典型症状为进行性吞咽困难;晚期为恶病质表现。

5. 食管癌的诊断方法有哪些?

答:带网气囊食管脱落细胞学检查是一种简易的普查筛选诊断方法;食管纤维内镜检查可明确诊断。

6. 食管癌术后常见的并发症有哪些?

答:吻合口瘘、乳糜胸、肺不张和肺部感染。

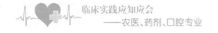
三、急性胃炎

1. 急性胃炎的病因有哪些?

答:(1)急性应激,如大手术、严重创伤、败血症、休克、大面积烧伤等;(2)化学性损伤,如非甾体类抗炎药,酒精等。急性胃炎和 HP(幽门螺杆菌)没有关系。

2. 急性胃炎有哪些临床症状?

答:上消化道出血;恶心呕吐;上腹部不适或疼痛。可以呕血、黑便为首发症状。

3. 如何确诊急性胃炎?

答:有病因和临床症状者应疑诊,确诊依靠胃镜发现糜烂和出血灶。应激性引起的炎症多发于胃体、胃底部;药物引起的炎症多发于胃窦部。

4. 急性胃炎如何治疗?

答:积极治疗原发疾病和创伤,抑制胃酸的药物首选奥美拉唑。

四、慢性胃炎

1. 慢性胃炎的病因有哪些?

答:幽门螺杆菌感染是常见的病因,还有十二指肠－胃返流、自身免疫等病因。

2. 慢性胃炎病理上有什么特点?

答:胃黏膜呈非糜烂的炎性改变,慢性非萎缩性胃炎胃镜下黏膜呈红白相间,或黏膜皱壁肿胀增粗;萎缩性胃炎黏膜色泽变淡,皱壁变细而平坦,黏液减少,黏膜变薄。在慢性炎症向胃癌的进程中,化生、萎缩及异型增生被视为癌前状态。

3. 慢性胃炎按炎症部位如何划分?

答:(1)胃窦炎,多由 Hp 感染所致;(2)胃体胃炎,多与自身免疫有关,可引起恶性贫血;(3)全胃炎,多见,可由 Hp 感染扩展而来。

4. 慢性胃炎的临床表现有哪些?

答:多无症状,非特异性消化不良,恶心、反酸、嗳气,上腹疼痛,出血等。

5. 慢性胃炎如何诊断?

答:胃镜及组织学检查是慢性胃炎诊断的关键,还有 Hp 感染的检测,另外血清抗壁细胞抗体、内因子抗体及维生素 B_{12} 水平测定,有助于诊断自身免疫性胃炎。

五、消化性溃疡

1. 什么是消化性溃疡?

答:指胃肠道黏膜在某种情况下被胃酸/胃蛋白酶消化而造成的溃疡,最常见的是胃溃疡(GU)和十二指肠溃疡

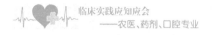

（DU）。

2. 消化性溃疡的流行病学有什么特征?

答:消化性溃疡是一种全球性常见病,估计约有10%左右的人在其一生中患过本病。本病可发生于任何年龄段。十二指肠溃疡多见于青壮年,而胃溃疡则多见于中老年;前者的发病高峰一般比后者早10年。临床上十二指肠溃疡与胃溃疡发生率的比值大约为3:1。

3. 消化性溃疡发病机制是什么?

答:(1)幽门螺杆菌感染(最主要的发病机制);(2)服用非甾体抗炎药(NSAID)是消化性溃疡的主要病因;(3)胃酸的存在或分泌增多是溃疡发生的决定性因素。

4. 消化性溃疡好发的部位是哪里?

答:十二指肠溃疡(DU)好发于十二指肠球部前壁;胃溃疡发病部位是胃窦(胃角)、胃小弯处。

5. 消化性溃疡有哪些临床特点?

答:(1)慢性过程,病史可达数年或十余年;(2)周期性发作,发作有季节性,多在秋冬和冬春之交发病;(3)部分患者有与进餐有关的节律性上腹痛;(4)腹痛可被抑酸或抗酸剂缓解。

6. 消化性溃疡疼痛有什么节律性?

答:胃溃疡:进食－疼痛－缓解(餐后痛);十二指肠溃疡:疼痛－进食－缓解(饥饿痛)。

7. 消化性溃疡的并发症有哪些?

答:最常见的是消化道出血,最严重的是消化道穿孔,最难受的是幽门梗阻,最可怕的是胃癌。

8. 消化性溃疡出血与症状有什么关系?

答:出血 5 ~ 10mL:大便潜血试验阳性;出血 50 ~ 100mL:黑便;出血 200 ~ 300mL:呕吐、呕血;出血超过 600mL:神志不清;出血超过 1000mL:循环障碍(休克)。

9. 什么是复合溃疡?

答:胃和十二指肠均有活动性溃疡,多见于男性,幽门梗阻发生率高,但癌变概率减少。

10. 幽门管溃疡有什么特点?

答:餐后很快发生疼痛,早起出现呕吐,易出现幽门梗阻、出血和穿孔等并发症。

11. 什么是巨大溃疡?

答:直径大于 2cm 的溃疡,常见于有 NSAIDs 服用史和老年人。

12. 如何对消化行溃疡进行诊断?

答:有慢性病程、周期性发作、节律性的上腹部疼痛病史,胃镜发现溃疡或 X 线钡餐发现龛影,就可以诊断溃疡。

13. 消化性溃疡治疗的目标是什么?

答:去除病因,控制症状,促进溃疡愈合,预防复发和避免并发症。

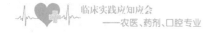

14. PPI 抑制酸分泌的原理是什么?

答:PPI 使 H^+/K^+ – ATP 酶失去活性,抑酸作用很强,可使胃内达到无酸水平。由于 H^+/K^+ – ATP 酶结合后,其作用不可逆,壁细胞要泌酸,需待新的 ATP 酶产生后,故其抑酸时间长,可达 72 小时。PPI 多在 2 ~ 3 天控制症状,目前是最强的抑酸剂。

15. 治疗消化性溃疡的最佳措施是什么?

答:抑酸药的疗程是 4 ~ 6 周,最长 8 周。根除 Hp 所需 1 ~ 2 周疗程,可以和抑酸剂重叠,也可以在抑酸疗程结束后进行。

16. 主要的抑酸剂有哪些?

答:PPI:奥美拉唑、兰索拉唑;H_2 受体拮抗剂:法莫替丁、尼扎替丁。

17. 胃十二指肠溃疡急性穿孔的诊断要点有哪些?

答:(1)有溃疡病史;(2)上腹刀割样剧痛;(3)伴休克或恶心呕吐;(4)明显的腹膜刺激征;(5)白细胞升高、X 线膈下游离的气体、腹穿有食物残渣。

18. 胃十二指肠溃疡急性穿孔的术式选择及选择原因是什么?

答:单纯穿孔缝合术:穿孔时间超出 8 小时,腹腔内感染及炎症水肿严重,有大量脓性渗出液;不能耐受急诊彻底性溃疡手术,为单纯穿孔缝合术的适应症。彻底性溃疡手术:穿孔时间短,腹腔内感染及炎症水肿轻、全身情况好。

19. 胃十二指肠溃疡的手术适应症有哪些?

答:(1)严重并发症:急性穿孔、大出血和瘢痕性幽门梗阻;(2)经正规内科治疗无效或反复发作;(3)较大或有恶变可能的胃溃疡、复合性溃疡。

六、胃癌

1. 胃癌常见的原因有哪些?

答:胃癌与消化性溃疡、萎缩性胃炎、胃息肉恶变、幽门螺杆菌感染以及环境饮食遗传等因素有关。

2. 胃癌有哪些类型?

答:按大体形态分类可分为早期胃癌和进展期胃癌;按组织病理学分类可分为腺癌、腺鳞癌、鳞癌、类癌等,绝大多数是胃腺癌。

3. 胃癌的癌前病变有哪些?

答:胃息肉、慢性萎缩性胃炎、胃溃疡、残胃。

4. 胃癌最常见的转移途径是什么?

答:淋巴道转移。

5. 诊断早期胃癌的最有效的办法是什么?

答:纤维胃镜。

6. 胃癌术后的常见并发症有哪些?

答:术后出血、感染、吻合口瘘和残端破裂、消化道梗阻、倾倒综合征。

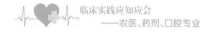

7. 如何预防胃癌的发生?

答:(1)改变饮食结构,多食蔬菜、水果,提倡食用大蒜、绿茶;(2)改变不良饮食习惯,避免暴饮暴食,三餐不定时,进食不宜过快、过烫、过硬;少食熏腌食品,避免高盐饮食;(3)少饮烈性酒,不吸烟;(4)做好粮食的防霉去霉工作,保护食用水的卫生;(5)积极治疗胃溃疡、慢性胃炎,治疗胃内幽门螺杆菌感染;(6)对高发区及高危人群进行胃癌的普查。

七、肝硬化

1. 什么叫肝硬化?

答:由一种或多种原因引起的,以肝组织弥漫纤维化、假小叶和再生结节为组织学特征的进行性慢性肝病。

2. 引起肝硬化的病因有哪些?

答:在我国主要是乙型肝炎病毒感染,西方国家主要是酒精;还有胆汁淤积、循环障碍、药物或化学毒物等。

3. 肝硬化患者失代偿期主要的症状是什么?

答:主要是肝功能减退和门静脉高压两类临床表现。

4. 肝硬化患者肝功能减退有什么临床症状?

答:(1)全身症状:消瘦乏力、精神不振、衰弱、皮肤干枯、面色晦暗;(2)消化道症状:食欲缺乏、进食后上腹饱胀不适、恶心、呕吐;(3)黄疸:皮肤巩膜黄染,尿色加深;(4)出血倾向和贫血;(5)内分泌紊乱:雌激素增多的表现,如肝掌、蜘蛛痣等。

5.肝硬化患者为什么容易出血?

答:肝硬化患者常有皮肤紫癜、牙龈出血、鼻出血、胃肠出血等倾向,与肝合成凝血因子减少、脾功能亢进和毛细血管脆性增加有关。

6.肝硬化患者为什么会出现雌激素增多?

答:雌激素在肝脏降解灭活,当肝功能减退时,肝脏对其灭活减少,所以肝硬化患者可出现雌激素增多,表现蜘蛛痣、肝掌。

7.肝硬化患者门静脉高压的三大主症是什么?

答:脾大、侧支循环的建立和腹水。

8.肝硬化患者为什么会出现腹水?

答:腹水是肝硬化患者失代偿期最突出的表现。门静脉高压,腹腔内脏血管床静脉压升高,组织液回吸收减少而漏入腹腔是形成腹水的决定因素。还有肝脏合成白蛋白减少、有效循环血量减少导致肾素血管紧张素系统激活,肝脏对醛固酮和抗利尿激素灭活作用减弱等因素导致肝硬化患者出现腹水。

9.肝硬化侧支循环主要有哪些?

答:主要有三条:食道胃底静脉曲张、腹壁静脉曲张、痔静脉曲张。

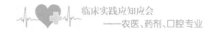
10. 肝硬化侧支循环开放对身体有什么危害?

答:门静脉高压代偿性的侧支循环开放除了导致曲张静脉破裂出血致命事件外,从肠道进入门静脉血流毒素直接进入体循环,引发一系列病理生理改变,如肝性脑病、肝肾综合征等。

11. 肝硬化患者脾功能亢进可出现哪些症状?

答:脾大是肝硬化门静脉高压较早出现的体征。当脾功能亢进时,患者外周血呈现白细胞减少、增生性贫血和血小板降低,易并发感染和出血。

12. 肝硬化患者的治疗原则是什么?

答:现有的治疗方法不能逆转已发生的肝硬化。代偿期延缓肝功能失代偿、预防肝细胞肝癌;失代偿期以改善肝功能、治疗并发症、延缓或减少对肝移植需求为目标。肝移植是对终末期肝硬化治疗的最佳选择。

13. 肝硬化患者并发症有哪些?

答:最常见的并发症是上消化道出血,最严重的并发症是肝性脑病,还有胆石症、感染、肝肾综合征等。

八、门静脉高压症

1. 何谓门静脉高压症?

答:门静脉高压症是指由门静脉系统压力升高所引起的一系列临床表现,是一个临床病症,是各种原因所致的门静脉血循环障碍的临床综合表现,而不是一种单一的疾病,所有能造成门静脉血流障碍和(或)血流量增加,均能引起门脉高压症。

2. 门静脉高压症的常见类型有哪些?

答:门静脉高压症可分为肝前型、肝内型和肝后型3类,其中肝内型在中国最常见,占95%以上。在肝内型里,按病理形态的不同又可分为窦前阻塞、肝窦和窦后阻塞两种。窦前阻塞的常见病因是血吸虫病性肝硬化。肝窦和窦后阻塞的常见病因是肝炎后肝硬化。

3. 门静脉高压症常见的临床表现有哪些?

答:主要临床表现有:(1)脾肿大,脾功能亢进;(2)侧支循环形成建立;(3)胃肠道淤血;(4)腹水。

九、肝性脑病

1. 何谓肝性脑病?

答:肝性脑病又称肝性昏迷,是指由严重肝病引起的,以代谢紊乱为基础的中枢神经系统功能失调的综合征,其主要临床表现是意识障碍、行为失常和昏迷。

2. 诱发肝性脑病的原因有哪些?

答:上消化道出血、大量排钾利尿、放腹水、高蛋白饮食、感染、药物及便秘等。

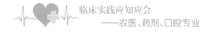
3. 肝性脑病的发病机制是什么？

答：氨是促发肝性脑病最主要的神经毒素，血氨升高，通过血脑屏障进入脑组织，对中枢神经系统产生毒性；肝衰竭时，食物中芳香族氨基酸如酪氨酸、苯丙氨酸等进入脑组织转化成假性神经递质，干扰神经兴奋冲动的传导，抑制大脑的兴奋活动，使患者出现意识障碍或昏迷。

4. 肝性脑病有哪些临床表现？

答：(1)前驱期为轻度性格改变和行为异常；(2)昏迷前期以意识错乱、睡眠障碍、行为失常为主，不能完成简单计算；(3)昏睡期以昏睡和精神错乱为主；(4)昏迷期意识完全丧失，不能唤醒。

5. 肝性脑病患者为什么要用弱酸性溶液灌肠，禁用碱性液体灌肠？

答：用弱酸性溶液灌肠，使肠内保持偏酸性环境，有利于血中 NH_3 逸出肠黏膜进入肠腔和 $H+$ 合成 NH_4^+ 随粪便排出；如用碱性液体(如肥皂水)灌肠，则促进肠腔内的 NH_4^+ 进入血液形成 NH_3 而加重病情。

6. 为何精氨酸能用于治疗肝性脑病？

答：因为精氨酸能促进肝内鸟氨酸循环，通过增加尿素的合成而降低血氨，所以可以用于治疗肝性脑病。精氨酸呈酸性，尤其适合血 PH 偏高的肝性脑病患者。

十、细菌性肝脓肿

1. 细菌性肝脓肿应与哪些疾病加以鉴别?

答:胆囊和胆道疾患、右膈下脓肿、阿米巴肝脓肿、其他门静脉血栓性静脉炎。

2. 细菌性肝脓肿的感染途径是什么?

答:(1)胆道;(2)肝动脉;(3)门静脉;(4)其他,如肝临近感染病灶循淋巴系统侵入。

3. 细菌性肝脓肿的处理原则是什么?

答:明确诊断后经皮肝穿刺脓肿置管引流或切开引流。

十一、原发性肝癌

1. 原发性肝癌的临床表现有哪些?

答:肝区疼痛是最常见和最重要的症状,以持续性钝痛多见,常伴有消化道和全身症状,中晚期肝脏肿大,可出现黄疸、腹水。

2. 目前诊断原发性肝癌最有价值的实验室检查是什么?

答:甲胎蛋白(AFP)测定是诊断原发性肝癌最有价值的实验室检查,对原发性肝癌阳性诊断率可达到70% ~90%,目前广泛地用于原发性肝癌的早期普查、诊断。但也有少数原发性肝癌 AFP 测定呈阴性,因此,AFP 测定检测结果必须

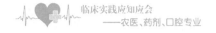

联系临床动态观察。

十二、胆石病

1. 胆石病中结石的主要成分是什么?

答:胆囊结石以胆固醇结石为主,胆囊结石以胆色素结石为主。

2. 肝内、外胆管结石的手术治疗原则是什么?

答:取尽结石,解除狭窄,取出病灶,通畅引流。

3. 胆囊结石的主要临床表现有哪些?

答:右上腹阵发性绞痛,疼痛常放射至右肩或右背部,常在饱餐、进食油腻食物后或夜间发作。

4. 胆管结石阻塞胆管并发胆管炎时的主要表现是什么?

答:夏科氏(Charcot)三联症:腹痛、寒战高热、黄疸。

5. 为什么黄疸患者巩膜和皮肤较易被黄染?

答:因为胆红素与弹性蛋白有较强的亲和力,而巩膜和皮肤富含弹性蛋白,所以黄疸患者巩膜和皮肤易被黄染。

6. 胆道蛔虫症具有何种临床特点?

答:症状和体征不相符,发病时剑突下方阵发性"钻顶样"绞痛。

7. 胆道蛔虫病非手术治疗的主要措施有哪些?

答:解痉止痛、利胆驱虫、控制感染、输液支持等。

8.目前诊断胆道疾病首选的特殊检查是什么?

答:B 超。

十三、急性胆囊炎

1. 胆囊炎患者出现哪些情况提示胆囊穿孔?

答:腹痛行性加重,且范围扩大,出现压痛、反跳痛、腹肌紧张等,同时伴有寒战、高热等症状。

2. 急性胆囊炎的典型体征是什么?

答:Murphy 征阳性,患者平卧位,检查者用左手拇指置于胆囊区,其余各指放在肋骨上,嘱患者深吸气后使肝下移,有炎症的胆囊,触到拇指时,即因疼痛而屏气。

3. 行胆囊切除时,胆总管探查术有什么指征?

答:(1)梗阻型黄疸,此次发作有明显黄疸者;(2)手术中扪到胆总管内有结石、蛔虫者;(3)胆道造影显示有胆总管结石者;(4)术中发现胆总管扩张,直径 >1.0cm;(5)胆总管穿刺抽出脓血者。

4. 急性梗阻性化脓性胆管炎(AOSC)的诊断要点及治疗原则是什么?

答:雷诺(Reynold)五联征,即在 Charcot 三联征的基础上,又出现休克和神经精神症状。治疗原则:紧急手术解除胆道梗阻并引流。

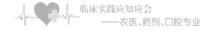
十四、急性胰腺炎

1. 什么叫急性胰腺炎?

答:急性胰腺炎是胆道结石、饮酒等原因引起的胰酶在胰腺内激活的自我消化过程。

2. 急性胰腺炎的主要病因有哪些?

答:在我国引起急性胰腺炎最主要的病因是胆道疾病,称为胆源性胰腺炎;在外国主要是酒精。

3. 急性胰腺炎的临床表现有哪些?

答:表现为急性上腹痛、恶心、呕吐、发热、血胰酶增高等特点。轻者胰腺水肿为主,有自限性,预后好;重者胰腺出血、坏死,常继发感染、腹膜炎和休克,病情凶险死亡率高。

4. 如何确诊急性胰腺炎?

答:一般要具备以下3条中的任意两条:(1)急性、持续中上腹痛;(2)血淀粉酶或脂肪酶 > 正常值上限3倍;(3)急性胰腺炎的典型影像学改变。

5. 治疗急性胰腺炎的两大任务是什么?

答:(1)寻找并去除病因;(2)控制炎症。应尽可能采取内科和内镜治疗,手术创伤将加重全身的炎症反应,增加死亡率。

6. 内科治疗急性胰腺炎的原则是什么?

答:首选方法是禁食和胃肠减压,抑制胃酸的分泌、解痉镇痛,但不能用吗啡。

十五、胰腺癌

1. 胰腺癌的好发部位是什么?

答:胰头部。

2. 胰腺癌的组织学类型是什么?

答:以导管细胞腺癌多见。

3. 胰腺癌的主要临床表现和检查的首选方法是什么?

答:上腹不适和上腹饱胀感、黄疸、消化道症状及乏力消瘦。B超是检查的首选方法。

4. 胰腺癌的治疗原则是什么?

答:早期发现、早期诊断和早期手术治疗;手术切除是胰腺癌治疗的有效方法。

十六、急性肠梗阻

1. 何谓肠鸣音?

答:肠蠕动时,肠内容物(包括水和气体)被推动而产生的一种声音为肠鸣音。肠蠕动亢进时,肠鸣音增强,肠麻痹时,肠鸣音减弱或消失。

2. 何谓肠梗阻?

答:肠内容物不能正常运行或通过障碍称肠梗阻。

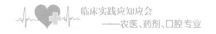

3. 肠梗阻按发病原因如何分类?

答:分为机械性肠梗阻、动力性肠梗阻、血运性肠梗阻 3 类。机械性肠梗阻最常见,又可分为肠腔堵塞,肠管受压,肠壁病变 3 型。

4. 何谓绞窄性肠梗阻?

答:肠梗阻并伴有肠壁血运障碍者称为绞窄性肠梗阻。

5. 绞窄性肠梗阻的特征有哪些?

答:(1)腹痛发作急骤且持续性加重;(2)早期出现休克;(3)明显腹膜刺激征;(4)腹胀不对称;(5)呕吐物或肛门排出物为血性;(6)积极非手术治疗无改善;(7)腹部 X 片见孤立突出胀大的肠袢不因时间而改变位置或假肿瘤征。

6. 肠梗阻的典型临床表现是什么?

答:腹痛、呕吐、腹胀、肛门停止排便排气。

7. 肠套叠的好发年龄及典型临床表现是什么?

答:肠套叠多发生在 2 岁以内的婴幼儿,在发病后的 6 ~12 小时排出果酱样粘液血便。

十七、急性阑尾炎

1. 何谓麦氏点?

答:麦氏点为阑尾根部的体表投影,约在脐与右髂前上棘连线的中、外 1/3 交点处。

2. 急性阑尾炎的类型包括哪些?

答:急性单纯性阑尾炎、急性化脓性阑尾炎、坏疽性阑尾炎、阑尾穿孔、阑尾周围脓肿。

3. 急性阑尾炎诊断要点是什么?

答:转移性的右下腹痛,右下腹麦氏点固定压痛。

4. 急性阑尾炎需要和哪些疾病进行鉴别诊断?

答:(1)胃十二指肠溃疡穿孔;(2)右侧输尿管结石;(3)妇产科急腹症;(4)急性肠系膜淋巴结炎。

5. 急性阑尾炎的治疗原则是什么?

答:一旦确诊尽快实施阑尾切除术;阑尾周围脓肿先使用抗生素控制症状,一般3个月后手术切除阑尾。

十八、结、直肠癌

1. 结、直肠癌的病因是什么?

答:长期高脂、高动物蛋白饮食,溃疡性结肠炎、结肠克罗恩病等癌前病变,以及遗传因素。

2. 结直肠癌的临床表现有哪些?

答:排便习惯和粪便性状改变是最早出现的症状。右半结肠癌以全身症状、贫血和腹部肿块等为主要表现;左半结肠癌以肠梗阻、便秘、便血等为主要表现。

3. 结、直肠癌的各类检查方法是什么?

答:直肠指检是直肠癌的首选检查方法;大便潜血实验,

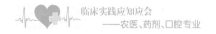
可用于普查和高危人群的初筛手段;血液检查,癌胚抗原(CEA)测定,对大肠癌的诊断及监测复发有一定价值;内镜检查是诊断大肠癌最可靠有效的办法。

4. 结直肠癌的治疗原则是什么?

答:结直肠癌的治疗是以手术切除为主的综合治疗。腹会阴部联合直肠癌根治术(Miles 手术)主要适用于腹膜反折以下的直肠癌,不保留肛门;经腹直肠癌切除术手术(Dixon)适用于距刚肛缘 5cm 以上的直肠癌,保留正常肛门。

十九、溃疡性结肠炎

1. 什么是溃疡性结肠炎?

答:病因不明的直肠和结肠慢性非特异性炎症性疾病,病变主要局限于大肠黏膜与黏膜下层,呈连续性弥漫分布,病变自直肠开始,逆行向近段发展可累及全结肠,甚至末段回肠。

2. 溃疡性结肠炎病理有什么改变?

答:(1)由于结肠病变仅累及黏膜及黏膜下层,很少累及肌层,因此并发结肠穿孔、瘘管、肛周脓肿少见;(2)少数重症患者病变累及结肠全层,故可发生中毒性巨结肠;(3)病程超过 20 年的患者发生结肠癌的风险较正常人增到 10~15 倍。

3. 溃疡性结肠炎主要有哪些临床表现?

答:(1)有腹泻及黏液脓血便,是本病活动期的重要表现。(2)有疼痛 - 便意 - 便后缓解的规律。

4. 溃疡性结肠炎结肠镜检查可出现什么变化?

答:(1)黏膜有多发性浅溃疡,伴充血、水肿,病变大多从直肠开始,且呈弥漫性分布;(2)黏膜粗糙呈细颗粒状,黏膜血管模糊,脆易出血,或附有脓血性分泌物;(3)可见假息肉,结肠袋往往变钝或消失。

5. 溃疡性结肠炎如何选药?

答:首选柳氮磺吡啶。轻中度首选 5 - 氨基水杨酸,重度首选糖皮质激素,激素无效或依赖选用免疫抑制剂。病变局限于直肠,给予栓剂;病变位于直肠 + 乙状结肠,可进行保留灌肠。

二十、肛肠疾病

1. 何谓痔?

答:直肠末端黏膜下及肛管皮下静脉丛瘀血而扩张,迂曲形成的静脉团称为痔。

2. 痔依其所在部位的不同分为哪 3 种?

答:(1)内痔;(2)外痔;(3)混合痔。

3. 内痔如何分期?

答:内痔分为四期。第一期:只在排便时出血,痔块不脱出于肛门外;第二期:排便时痔块脱出肛门外,排便后自行还纳;第三期:痔脱出于肛门外,需手辅助才可还纳;第四期:痔块长期在肛门外,不能还纳或还纳后又立即脱出。

4. 内痔的临床表现有哪些?

答:(1)便血:无痛性间歇性便后出鲜血;(2)痔块脱落:第二、三、四期内痔或混合痔出现;(3)疼痛:单纯内痔无疼痛,当合并有血栓形成、嵌顿、感染等情况时才出现疼痛;(4)肛周瘙痒。

5. 内痔的好发部位在哪里?

答:位于齿状线以上,好发于直肠下段的左侧、前或右后方,即截石位 3、7、11 点。

6. 肛裂最主要的症状是什么?

答:排便时及排便后肛门部疼痛。

7. 肛裂三联征包括哪些?

答:肛裂、前哨痔、肥大的肛乳头。

8. 肛门坐浴的作用有哪些?

答:有清洁肛门、改善局部血液循环、促进炎症吸收、解除括约肌痉挛、减轻疼痛的作用。

9. 何谓肛瘘?

答:直肠下部或肛管与肛周皮肤间形成的慢性感染性管道称为肛瘘。

10. 何谓直肠肛管周围脓肿?

答:直肠下段或肛管周围软组织内或其周围间隙发生的

急性化脓性感染及脓肿形成。多因肛窦炎、肛腺感染引起。

11. 直肠肛管周围脓肿的类型有哪些?

答:肛门周围脓肿、坐骨肛管间隙脓肿、骨盆直肠间隙脓肿。

二十一、上消化道大出血

1. 何谓上消化道大出血? 常见病因及临床表现是什么?

答:一次失血达1000mL以上或大于总循环血量的20%称为上消化道大出血;常见病因有十二指肠溃疡、门静脉高压征、出血性胃炎、胃癌、胆道出血;常表现为呕血和黑便。

2. 上消化道大出血的首选检查方法是什么?

答:内镜检查是上消化道大出血病因诊断的首选检查方法。

3. 上消化道大出血药物止血措施有哪些?

答:(1)胃十二指肠出血可用去甲肾上腺素胃内灌注治疗;(2)食管静脉曲张破裂出血、消化性溃疡、急性胃黏膜损伤出血可用垂体后叶素止血治疗;(3)生长抑素多用于食管胃底静脉曲张出血。

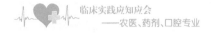

二十二、继发性腹膜炎

1. 何谓继发性腹膜炎?

答:腹腔内脏器的炎症、穿孔、外伤血运障碍,以及医源性创伤等所引起的腹膜急性化脓性炎症。

2. 什么是腹膜刺激征? 腹膜炎放置腹腔引流的指征有哪些?

答:腹膜刺激征是腹肌紧张、腹部压痛、反跳痛。腹膜炎放置腹腔引流的指征:(1)坏死灶未能彻底清除或有大量坏死组织无法清除;(2)预防胃肠道穿孔修补术后发生瘘;(3)手术部位有较多渗液或渗血;(4)已形成的局限性脓肿。

3. 引起继发性腹膜炎的常见原因有哪些?

答:继发性腹膜炎是继发于腹腔内病变而引起,最常见是急性阑尾炎穿孔,其次是胃十二指肠溃疡穿孔、急性胆囊炎穿孔、急性出血性坏死性胰腺炎、肠梗阻所致肠坏死等;腹部创伤,术后并发的消化道吻合口瘘及女性生殖器化脓性炎症等,也可引起本病。

4. 继发性腹膜炎的临床表现有哪些?

答:(1)以持续性腹痛为主要症状,原发病源处显著;(2)恶心、呕吐;(3)感染中毒症状,重症可出现感染性休克;(4)腹胀、腹膜刺激征(+);(5)肝浊音界可缩小或消失,肠鸣音减弱或消失。

5. 如何诊断继发性腹膜炎?

答:(1)持续性腹痛,腹膜刺激征(＋),肠鸣音减弱或消失;(2)全身性感染中毒表现;(3)X 线检查提示腹腔炎症或膈下有游离气体;(4)腹腔穿刺可抽到脓液。

6. 腹膜炎除病史、体征外,哪些检查有助于诊断?

答:淀粉酶、血象、X 线、B 超、腹穿、腹腔灌洗检查有助于诊断。

二十三、腹外疝

1. 何谓腹外疝?

答:腹内器官或组织推挤壁腹膜并经腹壁的薄弱点或孔隙向体表突出而形成的包块,称为腹外疝。

2. 根据腹外疝发生部位不同可分为哪些类?

答:腹股沟斜疝、腹股沟直疝、股疝等,其中腹股沟斜疝发病率最高。

3. 腹外疝的发病因素有哪些?

答:(1)腹壁薄弱或缺损;(2)腹内压增高。

4. 腹外疝的临床类型有哪些?

答:易复性疝、难复性疝、嵌顿性疝和绞窄性疝。

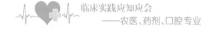

5. 试述斜疝与直疝的鉴别?

答:　　　表 1 - 3 - 1　斜疝与直疝的鉴别

	斜疝	直疝
发病年龄:	儿童,青壮年多见	老年
突出途径	经腹股沟管突出,可入阴囊	经直疝三角突出,不进阴囊
疝块外形	椭圆形或梨形	半球形
回纳后指压内环	疝不再突出	仍可突出
精索与疝囊的关系	精索在其后方	在其前方

6. 何谓腹股沟股疝?

答:疝囊通过股环、经股管向卵圆窝突出的疝称为股疝。多见于 40 岁以上的妇女。

二十四、腹部损伤

1. 腹部损伤的类型有哪些?

答:闭合性损伤和开放性损伤。

2. 腹部损伤时合并脏器损伤有哪些临床表现?

答:实质脏器破裂多表现为腹腔内出血,失血性休克;空腔脏器破裂以腹膜炎表现为主。

3. 闭合性腹部损伤的诊断思路怎样?

答:(1)有无内脏损伤;(2)什么脏器损伤;(3)是否多发性损伤;(4)诊断困难时应结合其他辅助检查,严密进行病情观察,必要时剖腹探查。

4.出现哪些情况时提示腹部闭合性损伤合并内脏器官损伤?

答:(1)腹部疼痛较重,且呈持续性疼痛,进行性加重的趋势,同时伴有恶心、呕吐等消化道症状者;(2)早期出现明显的失血性休克表现者;(3)有明显的腹膜刺激征者;(4)腹腔积有气体,肝浊音界缩小或消失者;(5)腹部明显胀气,肠蠕动减弱或消失者;(6)腹部出现移动性浊音者;(7)有便血、呕血或尿血者;(8)直肠指检发现前壁有压痛或波动感,或指套染血者。

5. 肝破裂的主要临床表现有哪些?

答:失血性休克和胆汁性腹膜炎。

6. 脾破裂的诊断指标是什么?

答:外伤史、失血征、腹膜炎体征、抽出不凝固血液,移动性浊音阳性。

二十五、其他

1. 何谓上消化道和下消化道?

答:上消化道是指口腔至十二指肠的一段消化管,包括口腔、咽、食管、胃和十二指肠。下消化道是指空肠以下的消化道,包括空肠、回肠、盲肠、结肠、直肠和肛管。

2. 消化腺的组成是什么?

答:消化腺包括唾液腺、肝、胰和消化管壁的小消化腺。

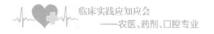
3. 临床上对腹部如何分区？

答：临床上常通过以脐为中心点各做一条垂线和横线，将腹部分为左上腹部、右上腹部、左下腹部、右下腹部四个区。

4. 胃的入口、出口如何命名？

答：胃的入口称贲门，与食管相接；出口称幽门，与十二指肠相连。

5. 何谓麦氏点？

答：为阑尾根部的体表投影，约在脐与右髂前上棘连线的中、外1/3交点处。

6. 小肠包括哪些？

答：小肠包括：十二指肠、空肠、回肠。

7. 大肠包括哪些？

答：大肠包括：盲肠、阑尾、结肠、直肠、肛管。

8. 消化管壁的组成是什么？

答：除口腔、咽外，消化管由内向外分黏膜、黏膜下层、肌层、外膜。

9. 食管有哪三处狭窄？

答：(1)食管起始处(异物易停留)；(2) 食管与左主支气管交叉处(相当于胸骨角水平)；(3)穿膈肌处(相当于第10胸椎水平)。三个狭窄分别约距中切牙15cm、25cm、40cm。二三处狭窄为食管癌好发部位。

10. 胃黏膜层主要由哪三种细胞组成？各有哪些功能？

答:(1)主细胞:分泌胃蛋白酶原,激活后转化为有活性的胃蛋白酶,参与蛋白质的消化;(2)壁细胞:分泌盐酸和内因子,盐酸可激活胃蛋白酶原成为有活性的胃蛋白酶,并为其生物活性提供必要的酸性环境利于铁和钙的吸收,内因子有助于维生素 B_{12} 吸收;(3)黏液细胞:分泌碱性黏液,起到中和胃酸的作用,保护胃黏膜免受胃酸侵蚀。

11. 人体的胃由哪些结构组成？

答:胃的外形与挂着的弯辣椒相似(弯向右侧),上端是胃的入口称为贲门,下右端为胃的出口称为幽门,上部称胃底、中部称胃体、下部称胃窦,右侧较短称为胃小弯,左侧较长称为胃大弯,向腹壁的一面称为胃前壁,向后背的一面称为胃后壁。

12. 胆汁产生于何处,经何途径排出体外？

答:胆汁产生于肝细胞,可贮存于胆囊。排出途径为:肝细胞→胆小管→小叶间胆管→肝左、右管→肝总管(可经胆囊管贮存于胆囊)→胆总管→十二指肠降部。

13. 什么叫纵隔？

答:纵隔不是单个器官,而是两肺之间许多器官结构以及结缔组织的总称。其前界为胸骨和肋软骨,后界是脊柱的胸段,两侧为纵隔胸膜,上界至胸膜口,下界为膈。

14. 肝的位置有哪里？

答:肝大部分位于右季肋区和腹上区,小部分位于左季

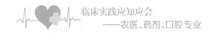
肋区。其上界,右侧在锁骨中线与第5肋相交,左侧在左锁骨中线交于第5肋间隙;其下界,右侧一般与右肋弓一致,在剑突下约3cm,一般可触及;学龄前儿童可超出右肋弓下缘1~2cm。

15. 何谓腹膜及腹膜腔?

答:腹膜为覆盖于脏器表面和腹、盆腔内面的浆膜。前者为脏腹膜,后者为壁腹膜。脏、壁腹膜相互移行所围成的一个潜在性腔隙,称腹膜腔。男性腹膜腔是封闭的,女性可借生殖管道与外界相通。

16. 内脏痛有何特点?

答:(1)缓慢持续,定位不精确,对刺激分辨能力差;(2)对牵拉、缺血、痉挛和炎症敏感,而对切割、烧灼等刺激不敏感;(3)常伴牵涉痛。

第四章

泌尿系统

一、泌尿系统常见的症状

1. 什么是血尿?

答:分为肉眼血尿和镜下血尿。新鲜尿离心沉渣检查每高倍视野红细胞超过 3 个,称为镜下血尿。尿外观呈洗肉水样、血样、酱油样或有血凝块,称为肉眼血尿。

2. 引起血尿的常见原因有哪些?

答:炎症、损伤、肿瘤、结石等。

3. 肾小球源性血尿有什么特点?

答:全程无痛性血尿、尿中无凝血,可见红细胞管型(变形红细胞 > 70%)以及伴有其他肾小球疾病表现。尿三杯试验可以帮助判断是否为全程血尿。

4. 非肾小球源性血尿有什么特点?

答:血尿来源于肾小球以下泌尿系统。红细胞未受到挤压损伤,变形红细胞小于 50%,无红细胞管型。见于肾结石、肿瘤、肾盂肾炎、膀胱炎、结核。

5. 什么是血尿的尿三杯试验?

答:尿三杯试验就是用三个清洁玻璃杯分别留起始段、

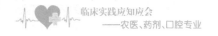

中段和终末段尿观察。如起始段血尿提示病变在尿道,终末段血尿提示出血部位在膀胱颈部三角区或后尿道的前列腺和精囊腺;三段尿均呈红色即全程血尿,提示血尿来自肾脏或输尿管。

6. 什么叫蛋白尿?

答:当尿中蛋白质含量增加,普通尿常规检查即可测出(尿蛋白 > 150mg/d),称蛋白尿。如果尿蛋白含量≥3.5g/d,则称为大量蛋白尿。

7. 产生尿蛋白的原因主要有哪些?

答:肾小球性蛋白尿、肾小管性蛋白尿、生理性蛋白尿和溢出性蛋白尿4种。

8. 什么叫管型尿?

答:管型是由蛋白质、细胞和细胞碎片在肾小管、集合管中凝固而形成的圆柱形蛋白聚体。管型尿的出现提示有肾实质性损害,代表肾小球或肾小管损害。

二、肾小球疾病概述

1. 什么叫肾小球病?

答:肾小球疾病是病因、发病机制、临床表现、病理改变、病程和预后不尽相同的主要累及双肾肾小球的一组疾病。可分原发性、继发性和遗传性。原发性肾小球疾病,占肾小球疾病的大多数,仍是目前我国引起慢性肾衰竭的最主要原因。

2. 原发性肾小球病的临床分型是怎样的?

答:(1)急性肾小球肾炎;(2)急进性肾小球肾炎;(3)慢性肾小球肾炎;(4)无症状性血尿或(和)蛋白尿(又叫隐匿性肾小球肾炎);(5)肾病综合征。

3. 当代肾脏病学临床诊断治疗及判断预后的重要依据是什么?

答:肾活检病理检查。

三、急性肾小球肾炎

1. 什么是急性肾小球肾炎?

答:急性肾小球肾炎又叫急性感染后肾小球肾炎,临床表现为急性起病,以血尿、蛋白尿、高血压、水肿、少尿及氮质血症为特点的肾小球疾病。以链球菌感染后肾炎最为常见。

2. 急性肾小球肾炎有什么病理改变?

答:弥漫性毛细血管样及系膜区细胞增生及白细胞浸润。

3. 急性肾小球肾炎有哪些临床表现?

答:(1)血尿,常为起病首发症状和患者就诊原因;(2)大部分患者有水肿,常为起病的初发表现,典型表现为晨起眼睑水肿或伴有下肢轻度非凹陷性水肿;(3) 一过性高血压;(4)肾功能出现一过性受损。

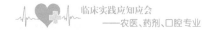

4.急性肾小球肾炎好发人群和预后如何?

答:急性肾炎多见于儿童,男性多于女性。通常于前驱感染后 1~3 周(平均 l0 天左右)起病。本病起病较急,大多预后良好,常可在数月内自愈。

5. 如何对急性肾小球肾炎作出诊断?

答:链球菌感染后 1~3 周发生血尿、蛋白尿、水肿和高血压,甚至少尿及氮质血症等急性肾炎综合征表现,伴血清 C_3 下降,病情于发病 8 周内逐渐减轻到恢复正常者,即可临床诊断为急性肾炎。

6. 急性肾小球肾炎治疗原则是什么?

答:本病的治疗以休息及对症治疗为主。急性肾小球肾炎引起肾衰竭者应给予透析,待其自然恢复。本病为自限性疾病,不宜应用糖皮质激素及细胞毒药物。

四、慢性肾小球肾炎

1.什么是慢性肾小球肾炎?

答:简称慢性肾炎,是各种原因引起的不同病理类型的双侧肾小球弥漫性或局灶性炎症改变。多数起病隐袭、缓慢,以血尿、蛋白尿、高血压、水肿为其基本临床表现,可有不同程度的肾功能减退,最终将发展为慢性肾衰竭的一组肾小球疾病。

2. 慢性肾炎临床上有什么特点?

答:临床表现多样性。慢性肾炎可发生于任何年龄,但以青中年为主,男性多见。多数起病缓慢、隐袭。其基本临床表现为蛋白尿、血尿、高血压、水肿,可有不同程度的肾功能减退,病情时轻时重、迁延,渐进性发展为慢性肾衰竭。

3. 慢性肾炎实验室检查有什么改变?

答:尿蛋白常在 1~3g/d,尿沉渣红细胞增多,可见管型。肾功能正常或轻度受损(肌酐清除率下降、轻度氮质血症)。经过很长时间稳定期后,可出现肾功能减退。

4. 如何诊断慢性肾炎?

答:凡尿化验异常(蛋白尿、血尿、管型尿)、水肿及高血压病史达 3 个月以上,无论有无肾功能损害均应考虑此病,除外继发性肾小球肾炎及遗传性肾小球肾炎后,可诊断为慢性肾炎。

5. 慢性肾炎的治疗目的是什么?

答:防止或延缓肾功能进行性减退,预防并发症。

6. 慢性肾炎患者如何控制高血压和减少尿蛋白?

答:力争把血压控制在 130/80mmHg,尿蛋白的治疗目标 <1g/d。降血压首选血管紧张素转换酶抑制剂(ACEI),因 ACEI 在降低血压的同时,还可减少尿蛋白形成、延缓肾功能恶化。

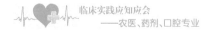
五、肾病综合征

1. 诊断肾病综合征所必须的条件是什么?

答:大量蛋白尿(≥3.5g/24 小时)+ 低蛋白血症(≤30g/L)为诊断肾病综合征所必须的条件。

2. 肾性水肿早期特点是什么?

答:早期表现为晨起眼睑与颜面水肿,呈肾炎面容。

3. 肾病综合征最适合用什么药物治疗?

答:肾上腺皮质激素药物治疗。

4. 肾病综合症患者为什么会出现大量蛋白尿?

答:出现大量蛋白尿主要原因是肾小球滤过膜的分子屏障和电荷屏障受损,使肾小球滤过的血浆蛋白超过了近曲小管的重吸收量。

5. 儿童肾病综合症常见的病理类型是什么,预后如何?

答:常见的病理类型是微小病变型肾病(又称脂性肾病);约 30% ~40% 发病数月内自行缓解,90% 对糖皮质激素治疗敏感;复发率高达 60% 。

6. 中老年肾病综合症常见的病理类型是什么?

答:常见的病理类型是膜性肾病,常在发病 5 ~10 年后逐渐出现肾功能损害,容易发生血栓栓塞并发症,特别是肾静脉血栓。

7. 肾病综合症患者为什么会出现高度水肿?

答:主要病因是低白蛋白血症,次要病因是钠、水潴留。

8. 肾病综合症病理分型是什么?

答:主要分五型:微小病变型肾病、系膜增生性肾小球肾炎、系膜毛细血管性肾小球肾炎、膜性肾病、局灶性节段性肾小球硬化。

9. 肾病综合症并发症有哪些?

答:(1)感染是肾病综合征的常见并发症,感染部位最常见的是呼吸道;(2)血栓、栓塞;(3)急性肾衰竭以微小病变型肾病居多;(4)蛋白质及脂肪代谢紊乱。

10. 如何应用糖皮质激素治疗肾病综合症?

答:(1)起始足量:泼尼松 1mg/(kg·d),口服 8~12 周;

(2)缓慢减药:足量治疗后,每 2~3 周减原用量的 10%,当减至 20mg/d 左右时,更应缓慢减量。

(3)长期维持:最后以最小有效剂量(10mg/d)再维持半年左右。

六、尿路感染

1. 什么叫尿路感染?

答:尿路感染又称泌尿系统感染,是尿路上皮对细菌侵入导致的炎症反应,有尿频、尿急、尿痛症状,通常伴随菌尿和脓尿。

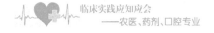
2. 泌尿系统由哪些器官组成?

答:泌尿系统由左右肾、左右输尿管、膀胱和尿道组成。临床上通常把肾和输尿管划为上泌尿道,而把膀胱和尿道划为下泌尿道。

3. 什么叫尿路刺激征?

答:由于膀胱受到炎症或理化因素刺激而发生痉挛,引起尿频、尿急、尿痛和排尿不尽感的总称。

4. 引起急性肾盂肾炎常见的病原菌、感染途径是什么?

答:最常见的致病菌是革兰阴性杆菌,其中以大肠埃希菌最常见,以上行性感染为主。

5. 什么叫上行性感染?

答:即病原菌沿尿道→膀胱→输尿管→肾盂上行,称为上行性感染。

6. 如何区别上下尿路感染?

答:上尿路感染表现为发热、寒战、腰痛、肾区叩痛等;实验室检查:膀胱冲洗后尿培养阳性和(或)尿沉渣镜检有白细胞管型。

7. 尿路感染有哪些并发症?

答:肾乳头坏死、肾周围脓肿。

8. 急性膀胱炎治愈的标准是什么?

答:任选一种抗菌素如磺胺类、喹诺酮类、半合成青霉素或头孢类抗生素,口服 3 天,有效率 90%。停药 7 天后,真性菌尿阴性表示治愈。

9. 急性肾盂肾炎治愈标准?

答:根据病情选用敏感抗菌素,尽量口服,疗程2周;停药6周后复查,真性菌尿阴性表示治愈。

10. 什么叫真性菌尿?

答:清洁中段尿细菌定量培养≥10^5/mL,如无临床症状,则要求做两次中段尿培养,细菌均≥10^5/mL,且为同一菌种,或耻骨上膀胱穿刺定性培养有细菌生长,即为真性菌尿。凡是有真性菌尿,均可诊断为尿路感染。

11. 肾盂肾炎患者在治疗期间为什么要服碳酸氢钠碱化尿液?

答:因碱化尿液可增强青霉素、磺胺药、氨基糖苷类抗生素的疗效,并能减轻尿路刺激症。

七、肾损伤

1. 肾损伤严重时有何表现?

答:(1)休克;(2)血尿;(3)腰部肿胀;(4)肿块。

2. 肾损伤的病理类型有哪些?

答:(1)肾挫伤;(2)肾部分裂伤;(3)肾全层裂伤;(4)肾蒂损伤。

3. 血尿不同阶段有什么临床意义?

答:初始血尿提示尿道、膀胱颈部出血;终末血尿提示后尿道、膀胱颈部或膀胱三角区出血;全程血尿提示出血部位

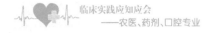

在膀胱及其以上部位。

八、尿道损伤

1. 女性尿道形态有何特点?

答:(1)尿道短而直,仅 3 ~ 5cm,易扩张;(2)尿道紧贴阴道前壁下行,向外开口于阴道口的前方,容易引起逆行尿道感染。

2. 男性导尿为何要上提阴茎,使之与腹壁成60°角?

答:阴茎自然下垂时有两个弯曲:一是位于耻骨联合下方的耻骨下弯,凹向上,固定不变;另一是耻骨联合前下方的耻骨前弯,凹向下。如果将阴茎上提可使此弯曲消失,整个尿道形成一个凹向上的大弯,有利于向尿道内插入器械。

3. 男性尿道三个狭窄位于何处?

答:尿道内口、膜部和尿道外口。

4. 尿道损伤如何划分?

答:分为开放性损伤和闭合性损伤。会阴部骑跨伤可引起尿道球部损伤,最为多见;骨盆骨折可引起尿道膜部损伤;尿道机械操作不当可引起球膜部交界处尿道损伤。

5. 尿道损伤后主要临床表现有哪些?

答:(1)休克;(2)疼痛;(3)尿道出血;(4)排尿困难;(5)血肿及尿外渗。

6. 尿道损伤治疗原则有哪些?

答:(1)引流尿液,解除尿潴留;(2)多个皮肤切口,引流尿外渗部位;(3)恢复尿道的连续性;(4)防止尿道狭窄及尿瘘;(5)防治休克。

九、尿石症

1. 形成泌尿结石的主要因素有哪些?

答:尿液中形成结石的盐类呈过饱和状态,尿中结晶抑制物的含量不足,以及核基质的存在,构成了结石形成的三大主要因素。

2. 何谓肾区?

答:肾门的体表投影一般在竖脊肌外侧缘与第 12 肋所成的夹角内,临床把此区域称为肾区。检查患者时如肾区有叩击痛,常表示肾或肾周有病变。

3. 尿 PH 改变对尿路结石有什么影响?

答:磷酸钙及磷酸镁胺结石易在碱性尿中形成,尿酸结石和胱氨酸结石易在酸性尿中形成。

4. 肾、输尿管结石的临床表现有哪些? 最突出的症状是什么?

答:肾绞痛和血尿,血尿多在绞痛时出现,最突出的症状是疼痛。

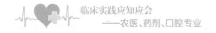
5. 膀胱结石的临床表现?

答:排尿突然中断,改变体位后可继续排尿。

6. 体外冲击波碎石(ESWL)的适应症有哪些?

答:直径 <2.5cm 的上尿路结石,且结石以下输尿管通畅,无狭窄者。

十、泌尿系统肿瘤

1. 肾癌如何诊断与治疗?

答:临床表现多为无痛性肉眼血尿、疼痛和肿块;辅助检查可考虑 B 超、CT、MRI;根治性切除是肾癌最主要的治疗方法。

2. 成人膀胱的位置在哪里? 正常容量是多少?

答:膀胱位于小骨盆前部,耻骨联合后上方。膀胱空虚时,膀胱尖不超过耻骨联合上缘。正常容量是 300~500mL。

3. 膀胱肿瘤如何诊断?

答:全程无痛性肉眼血尿;影像学检查有 B 超、IVP、CT、和 MRI 膀胱镜检查。

十一、前列腺增生

1.前列腺增生最早出现的症状是什么？最主要的症状又是什么？

答:前列腺增生最早出现的症状是尿频,最主要的症状是进行性排尿困难。

2.前列腺增生患者术后应注意什么？

答:观察及防止术后出血。

3.前列腺增生的临床表现有哪些？

答:(1)尿频、夜尿次数增多;(2)排尿困难;(3)残余尿增多,充盈性尿失禁,急性尿潴留。

十二、急性肾衰竭

1.何谓无尿、少尿、多尿？

答:无尿指尿量 < 100mL/d;少尿指尿量 < 400mL/d;多尿指尿量 > 2500mL/d。

2.何谓急性肾衰竭(ARF)？

答:急性是指肾小球滤过率突然或持续下降,引起氮质废物体内潴留,水、电解质和酸碱平衡紊乱,导致各系统并发症的临床综合征。

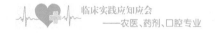

3. 急性肾功能衰竭的病因如何划分？

答：分为肾前性、肾性、肾后性三种。

4. 急性肾功能衰竭临床如何分期？

答：少尿期、多尿期、恢复期。

5. 急性肾功能衰竭少尿期电解质紊乱特点是什么？

答：三高二低二中毒，即高钾、高镁、高磷，低钠、低钙，代谢性酸中毒和水中毒。

6. 急性肾功能衰竭临床发展进入多尿期的标志是什么？

答：每日尿量超过 400mL。

十三、慢性肾脏疾病

1. 什么叫慢性肾脏疾病？

答：各种原因引起的慢性肾脏结构和功能障碍超过 3 个月，称为慢性肾脏疾病。并根据肾小球滤过率反映的肾功能受损程度进行分期。

2. 慢性肾病如何分期？〔GFR(ml/min·1.73m^2)〕

答：1 期：肾损伤指标，GFR > 90，重点诊治原发病，保护肾功能；

2 期：GFR 在 60～89 之间，减慢慢性肾脏病的进展，降低心血管病风险；

3 期：GFR 在 30～59 之间，减慢慢性肾病进展，评估治

98

疗并发症；

4 期：GFR 在 15 ~ 29 之间，综合治疗，治疗并发症；

5 期：GFR < 15，需要及时替代治疗。

3. 什么是慢性肾功能衰竭？

答：慢性肾脏疾病引起的 GFR 下降及与相关的代谢紊乱和临床症状组成的综合征。慢性肾衰主要是慢性肾病 GFR 下降到失代偿那部分群体，也就是慢性肾病的 4 ~ 5 期。

4. 慢性肾衰常见的病因有哪些？

答：原发性肾小球肾炎、糖尿病肾病、高血压肾小球动脉硬化、肾小管间质疾病、肾血管疾病、遗传性肾病等。

5. 慢性肾衰最常见的症状是什么？

答：最常见的是胃肠道症状，主要表现有食欲缺乏、恶心、呕吐、口腔有尿味。

6. 慢性肾衰最常见的死亡原因是什么？

答：心力衰竭。

7. 慢性肾衰必有的症状是什么？为什么会出现这一症状？

答：贫血，是由于促红细胞生成素减少及红细胞寿命缩短而导致的贫血。

8. 慢性肾衰治疗的基本对策是什么？

答：(1)病因治疗；(2)避免和消除肾功能急剧恶化的危险因素；(3)阻断或抑制肾单位损害渐进性发展的各种途径，保护健存的肾单位。

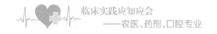

9.目前对慢性肾衰能起到缓解病情,维持生命的治疗方法是什么?

答:透析疗法。透析法仅可部分替代肾脏的排泄功能,不能代替其内分泌和代谢功能。

10.目前慢性肾衰最佳的替代治疗方法是什么?

答:肾移植。成功的肾移植可恢复正常的肾功能。

11.为膀胱高度膨胀者导尿,为什么第一次放尿不可超过 1000mL?

答:因为大量放尿,使腹腔内压力突然降低,血液大量滞留腹腔血管内,导致血压下降而虚脱,又因为膀胱内突然减压,引起黏膜急剧充血而发生血尿。

12. 如何早期发现慢性肾脏病?

答:对已有肾疾患或可能引起肾损害的疾患进行及时有效的治疗,并需每年定期检查尿常规、肾功能等至少 2 次或 2 次以上,以早期发现慢性肾脏病。

一、贫血概述

1.什么是贫血?

答:贫血是指人体外周血红细胞容量减少,低于正常范围下限,不能运输足够的氧至组织而产生的综合征。我国海平面地区,成年男性 Hb < 120g/L、成年女性 Hb < 110g/L、孕妇 Hb < 100g/L 就属于贫血。

2. 出生后主要的造血器官是什么?

答:红骨髓,特别是骨性蜂窝组织。

3. 什么叫髓外造血?

答:当骨髓没有储备力量时,一旦有需要额外造血,既由骨髓以外的器官(如肝、脾)来参与造血,发生髓外造血。

4. 血细胞分为哪几类?

答:血细胞悬浮于血浆中,可分为红细胞、白细胞和血小板 3 类。

5. 按细胞形态,贫血如何划分?

答:分为大细胞贫血、正常形态细胞贫血和小细胞低色

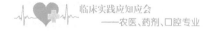

素贫血 3 大类。

6. 按血红蛋白浓度,贫血分为几大类?

答:分为 4 类:轻度贫血 Hb > 90g/L;中度贫血 Hb 在 90 ~60g/L;重度贫血 Hb59 ~30g/L;极重度贫血 Hb < g/L。

7. 何谓生理性贫血?

答:由于出生后血氧分压升高,所以在生后头几天有较多的红细胞自行破坏(生理性溶血),至生后 10 天左右,红细胞数和血红蛋白比出生时约减少 20%。以后由于生长发育迅速,循环血量增加较快,而此时红细胞生成素不足,至生后 2 ~3 月时红细胞数降至 3×10^{12}/L 左右,血红蛋白降至 110g/L 以下,网织红细胞亦减少,此称"生理性贫血"。

8. 何谓营养性巨幼红细胞性贫血?

答:营养性巨幼红细胞性贫血是由于缺乏维生素 B_{12} 或和叶酸引起的一种大细胞性贫血。发病以 6 ~18 个月的婴幼儿为多见,临床除有贫血表现外,尚可出现较为特异的神经系统症状。

二、缺铁性贫血

1. 最常见的贫血是什么贫血?
答:缺铁性贫血。

2. 体内铁主要米源于哪里?
答:衰老破坏的红细胞。

3. 缺铁性贫血最常见的原因是什么?

答:慢性失血。

4. 补铁有效最先表现的是什么?

答:外周血网织红细胞增多。

5. 铁的吸收主要在哪个部位?

答:十二指肠及空肠上段。

6. 缺铁对铁代谢的影响有哪些?

答:贮铁指标(铁蛋白、含铁血黄素)下降,血清铁和转铁蛋白饱和度下降,总铁结合力和未结合铁的转铁蛋白升高。

7. 反应缺铁性红细胞生成最佳指标是什么?

答:血清可溶性转铁蛋白受体(sTfR),一般 sTfR > 26.5mmol/L 可诊断缺铁。

8. 缺铁性贫血的临床表现有哪些?

答:贫血表现:面色苍白、乏力、疲倦耳鸣等;组织缺铁表现:异食癖、易感染、口腔炎等;缺铁原发病表现:经量过多、痔疮等。

9. 缺铁性贫血实验室检查有什么特点?

答:(1)外周血象:典型的小红细胞低色素;(2)骨髓象:增生活跃,以红系为主,核老浆幼。

10. 治疗缺铁性贫血的原则是什么?

答:去除病因;补足贮铁,口服铁剂优先。停用铁剂指征:血红蛋白恢复后4~6个月。

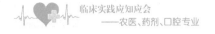

11. 如何对缺铁性贫血的患者进行饮食指导？

答：给予含铁丰富的食物，如瘦肉、动物的血、肝、肾、蛋黄、豆类、叶绿素及海带、香菇、木耳等，并选用富含蛋白质及维生素的食物，维生素 C 能促进食物中铁的吸收。

12. 口服铁剂用药护理应注意哪些事项？

答：(1)饭后服用以减轻消化道副作用；(2)同时服用维生素 C、肉类、氨基酸等有利于铁吸收；(3)禁饮茶，避免与咖啡、蛋类、牛乳、植物纤维同时服用，不利于铁吸收；(4)液体铁剂需用吸管服用，以免将牙染黑。

三、再生障碍性贫血

1. 什么是再生障碍性贫血？

答：再生障碍性贫血是一种可能由不同病因和机制引起的骨髓造血功能衰竭症，主要表现为骨髓造血功能低下、全血细胞减少和贫血、出血、感染征候群。一般无肝、脾、淋巴结肿大。

2. 再生障碍性贫血有哪些临床表现？

答：(1)重型再生障碍性贫血：起病急，进展迅速，贫血进行性加重，出血部位广泛，呼吸道感染最常见，严重发生败血症。(2)非重型再障：贫血为首发和主要表现，出血较轻，感染以呼吸道多见。

3. 再生性障碍贫血实验室检查有什么特点?

答:正细胞正色素性贫血,骨髓显示多部位骨髓增生低下。

4. 再生性障碍贫血的治疗原则是什么?

答:(1)纠正贫血、控制出血、控制感染;(2)促造血治疗选用雄性激素和造血生长因子。最佳治疗是造血干细胞移植。

四、白血病

1. 什么是白血病?

答:白血病是一类造血干细胞恶性克隆性疾病。克隆性白血病细胞在骨髓和其他造血组织中大量增殖累积,并浸润其他非造血组织和器官,同时抑制正常造血功能。

2. 白血病主要临床表现是什么?

答:主要是不同程度的贫血、出血、感染发热以及肝、脾、淋巴结肿大和骨骼疼痛。

3. 导致白血病的相关病因有哪些?

答:病毒感染和免疫功能异常;X 射线、γ 射线等电离辐射;苯以及含苯的有机溶剂、有染色体畸变的人群等。

4. 急性白血病的临床表现有哪些?

答:骨髓中因白血病细胞大量增殖,正常造血受抑制而出现的临床表现贫血、出血及继发感染和发热。急性早幼粒

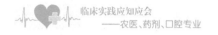
细胞白血病易并发弥散性血管内凝血(DIC)。颅内出血常
是致死原因。

5. 急性白血病器官和组织浸润可出现哪些临床表现?

答:(1)淋巴结和肝脾肿大,前者以急淋较多见;(2)骨
与关节疼痛和压痛;(3)眼部浸润,粒细胞白血病可形成粒
细胞肉瘤或绿色瘤,侵犯眼眶,引起突眼;(4)牙龈和皮肤浸
润,多见于急单(M_5)或急粒-单白血病(M_4);(5)中枢神经
系统白血病和睾丸浸润,多见于急淋。

6. 急性白血病外周血检查有什么变化?

答:除贫血和血小板减少外,白细胞计数可增高,亦可在
正常水平或减少,前者称白细胞增多型急性白血病,后者称
白细胞不增多型急性白血病。

7. 确诊急性白血病必须做什么检查?

答:骨髓穿刺,做骨髓象检查是确诊急性白血病的主要
依据和必要的检查。

8. 急性白血病骨髓象有什么改变?

答:绝大多数病例骨髓象为显著增生或极度增生,白血
病性原始和(早)幼细胞至少在30%以上就可诊断为急性白
血病。

9. 什么叫急性白血病的诱导缓解治疗?

答:白血病主要采用联合化疗。化疗策略是尽早尽快杀
灭白血病细胞,使机体恢复正常造血,达到完全缓解,称诱导
缓解治疗。所谓完全缓解,即白血病的症状和体征消失,血

象和骨髓象基本正常,血片中找不到白血病细胞,骨髓中原始和（早）幼细胞≤5%。

10. 什么叫急性白血病缓解后的治疗?

答:达到完全缓解后,患者体内仍有相当数量白血病细胞,因此缓解开始后仍需采用反复巩固和强化化疗,急淋除巩固强化治疗外,在间歇期尚需维持治疗,从而达到最大限度消灭残存白血病细胞,防止复发,延长缓解和无病存活期,争取治愈。主要方法是化疗和造血干细胞移植。

11. 急性白血病化疗期间为什么要有积极的支持疗法?

答:化疗在杀灭白血病细胞的同时也损伤了大量正常造血细胞,因此需要有积极的支持疗法,包括防治感染、成分输血及粒细胞集落刺激因子(G—CSF)或粒－巨噬细胞集落刺激因子(GM－CSF)的应用等,以保证化疗的顺利进行。

12. 急性淋巴细胞白血患者常用的化疗方案有哪些?

答:急淋患者的诱导缓解治疗方案常用 VP 方案（长春新碱加泼尼松）、VDP 方案（长春新碱、柔红霉素加泼尼松）或 VDLP 方案（长春新碱、柔红霉素、左旋门冬酰胺酶加泼尼松）等。

13. 急非淋白血病化疗方案有哪些?

答:急非淋白血病的诱导缓解方案常用 DA 方案（柔红霉索加阿糖胞苷）或 HA 方案（高三尖杉酯碱加阿糖胞苷）,急性早幼粒细胞白血病应选用全反式维甲酸(AT－RA)治疗。

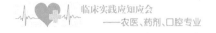

14. 中枢神经系统白血病首选什么药物化疗?

答:中枢神经系统白血病主要采用鞘内注射甲氨蝶呤(MTX),预防可以每周 2 次,共 3 周,治疗可每周 2 次直到脑脊液检查恢复正常,然后每 6 周重复一次。

15. 急性白血病化疗期间为何要大量饮水?

答:一方面因感染发热、大量出汗、营养水分消耗增加;另一方面化疗期间常发生高尿酸血症,大量饮水可降低浓度,碱化尿液,减少尿酸肾病发生。

16. 骨髓移植适应症是什么?

答:异基因骨髓移植的适应证为成人急淋、高危型儿童急淋、除急性早幼粒细胞白血病以外的急非淋,第一次完全缓解期内,有 HLA 配型相合的供髓者,患者年龄控制在 50 岁以下,如无合适供髓者亦可选择自体干细胞移植。

17. 什么是慢性粒细胞白血病?

答:慢性粒细胞白血病(简称慢粒)是一种起源于多能干细胞的肿瘤性增生疾病。典型病例(指慢性期)的临床特点有:起病缓慢,常因健康检查或因其他疾病就医而被发现;脾明显肿大,常呈巨脾;中性粒细胞碱性磷酸酶(NAP)活性显著减低或呈阴性反应。

18. 什么叫慢性粒细胞白血病的加速期?

答:常有发热,脾脏迅速增大,逐渐出现贫血,血小板可进行性减少或显著增高,嗜碱粒细胞数 >20%,外周血或骨髓原始粒细胞≥10%,原慢性期药物治疗无效或出现骨髓纤维化。

19. 什么叫慢性粒细胞白血病的急变期?

答:急变期的临床表现同急性白血病,是慢粒的终末期,外周血原粒 + 早幼粒细胞 >30%,骨髓原粒 + 早幼粒细胞 >50%,出现髓外原始细胞浸润。

20. 慢性粒细胞白血病首选的化疗药是什么?

答:羟基脲是治疗慢粒慢性期和加速期最常用的药物。

五、过敏性紫癜

1. 什么是过敏性紫癜?

答:过敏性紫癜又称自限性急性出血症,是一种常见的血管变态反应性疾病,因机体对某些致敏物质产生变态反应,导致毛细血管脆性及通透性增加,血液外渗,产生皮肤、黏膜及某些器官出血。

2. 过敏性紫癜临床有何特点?

答:主要表现为皮肤紫癜、腹痛、关节痛和肾损害,但血小板不减少。

3. 过敏性紫癜的治疗原则和预后如何?

答:积极寻找、治疗可能的病因。单纯皮肤型紫癜以休息为主,不宜过度药物治疗。本病病程一般在 2 周左右,多数预后良好,少数肾型预后差。

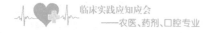
六、特发性血小板减少性紫癜(ITP)

1. 什么是特发性血小板减少性紫癜?

答:特发性血小板减少性紫癜是一种复杂的多种机制共同参与的获得性自身免疫性疾病。由于患者对自身血小板抗原的免疫失耐受,产生体液免疫和细胞免疫介导的血小板过度破坏和血小板生成受抑,出现血小板减少,伴或不伴皮肤黏膜出血的临床表现。

2. 特发性血小板减少性紫癜有什么临床表现?

答:一般起病隐袭,可表现为皮肤、黏膜出血,如瘀点、紫癜及淤斑及外伤后止血不易等,鼻衄、牙龈出血也常见。严重的内脏出血较少见,月经过多较常见,有部分患者可为唯一临床症状。此外还可以出现乏力。

3. 如何诊断特发性血小板减少性紫癜(ITP)?

答:目前ITP的诊断仍是临床排除性诊断。其诊断要点如下:(1)至少2次检查血小板计数减少,血细胞形态无异常;(2)脾一般不大;(3)骨髓中巨核细胞数正常或增多,伴有成熟障碍;(4)需排除其他继发性血小板减少症。

4. 特发性血小板减少性紫癜主要治疗方法有哪些?

答:(1)血小板低于$20 \times 10^9/L$者,应严格卧床休息,避免外伤;(2)无明显出血倾向,血小板计数高于$50 \times 10^9/L$,发生出血风险较小的,可嘱临床观察暂不进行药物治疗;

(3)首次诊断特发性血小板减少性紫癜首选糖皮质激素,常用泼尼松;(4)脾切除是治疗本病的有效方法之一,适用于正规糖皮质激素治疗无效、不能用或禁忌证的患者。

七、输血

1. 成分输血的优点有哪些?

答:安全、高效、有效保存、保护血液资源。成分输血是现代输血学的重要标志之一。

2. 常用血液制品有哪些特性?

答:红细胞悬液→浓缩红细胞(去除大部分血浆)→洗涤红细胞(不含血浆、血小板、白细胞、抗 A、B 抗体)、去白细胞的红细胞;血小板血浆、新鲜冰冻血浆(冰冻血浆＋冷沉淀)。大多数情况下可输红细胞悬液,但当患者体内存在血浆蛋白抗体,输血后严过敏反应病史时选用洗涤红细胞。

3. 输血适应证有哪些?

答:(1)失血量＜20%(＜800ml),不输血;(2)失血量20%~30%(800~1200ml),输红细胞;(3)失血量＞30%(＞1200ml),输红细胞或全血。卫生部输血指南:Hb＞100g/L 不输血,Hb＜70g/L 输浓缩红细胞,Hb70~100g/L 根据具体情况决定。

4. 保护血液有何意义?

答:不必要的输血既增加了输血风险,也造成了宝贵血

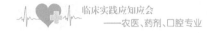

液资源的浪费。在临床输血实践中大力开展血液保护,尽量做到少出血、少输血、不输血和自体输血,对于进一步减少输血传播疾病和输血不良反应,防止因大量输血引发的免疫抑制、术后感染和癌症转移等并发症,保护血液资源,都具有十分重要的意义。

5. 输血中有哪些主要的不良反应?

答:输血的不良反应最常见的是发热反应,常见原因是致热原;溶血反应是输血最严重的并发症,常因 A、B、O 血型不合引起;受血者和供血者的血样保存于 2 ~ 6℃冰箱至少7 天。

6. 输血的基本程序是什么?

答:输血决定→.输血申请→受血者血样采集与送检(严禁同时为两名患者采集标本)→交叉配血→发血→输血→监控。

第六章

风湿性病

一、总论

1. 什么是风湿性疾病?

答:风湿性疾病泛指影响骨、关节及其周围软组织(如肌肉、滑囊、肌腱、筋膜、韧带等)的一组疾病。

2. 风湿性疾病有什么临床特点?

答:(1)多为慢性起病,病程较长,甚至终生;(2)病程中发作与缓解交替出现;(3)同一疾病的临床表现有很大个体差异;(4)自身抗体检测是诊断风湿性疾病的重要标志;(5)治疗的个体差异较大,非甾体类抗炎药是抗风湿治疗的主要药物,但个体差异明显。

3. 风湿性疾病主要有哪几类?

答:(1)弥漫性结缔组织病:如类风湿性关节炎、SLE;(2)脊柱关节炎:如强直性脊柱炎;(3)退行性变:如骨关节炎。

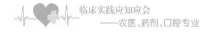
二、系统性红斑狼疮

1. 什么是系统性红斑狼疮?

答:系统性红斑狼疮(SLE)是一种多发于青年女性的累及多脏器的自身免疫性炎症性结缔组织病,其血清具有以抗核抗体为代表的多种自身抗体。

2. 系统性红斑狼疮(SLE)免疫学检查有什么特点?

答:(1)抗核抗体(ANA),SLE 的最佳筛选试验;

(2)抗 dsDNA 抗体(抗双链 DNA 抗体),对判断 SLE 活动性最有价值的自身抗体。

(3)抗 Sm 抗体(标记性抗体),对诊断 SLE 特异性最高的自身抗体;

3. SLE 临床上有何特点?

答:(1)特异性皮损有蝶形红斑、亚急性皮肤红斑狼疮、盘状红斑皮疹;(2)不规则、不定型发热;(3)关节肿痛,且往往是就诊的首发症状,最易受累的是手近端指间关节,膝、足、髁、腕关节均可累及;(4)多脏器受损,特别是肾脏。

4. 如何治疗系统性红斑狼疮?

答:SLE 目前尚不能根治,治疗要个体化,但经合理治疗后可以达到长期缓解。肾上腺皮质激素加免疫抑制剂依然是主要的治疗方案。

三、类风湿关节炎

1. 什么是类风湿关节炎?

答:病因未明的慢性、以炎性滑膜炎为主的系统性疾病。其特征是手、足小关节的多关节、对称性、侵袭性关节炎症,经常伴有关节外器官受累及血清类风湿因子阳性,可以导致关节畸形及功能丧失。

2. 类风湿关节炎患者有什么临床特点?

答:(1)最早出现的症状:关节痛;(2)最常累及部位:腕、掌指、近侧指间关节;(3)常见关节畸形:天鹅颈畸形,纽扣花样畸形;(4)最特异的症状是晨僵,提示本病活动的指标;(5)关节外常见的表现是类风湿结节,提示本病活动的指标。

3. 类风湿关节炎血清检查有什么变化?

答:(1)特异性抗体:抗环瓜氨酸多肽抗体(抗 CCP 抗体);(2)与活动度相关:类风湿因子;(3)红细胞沉降率(ESR)和 C 反应蛋白活动期常升高。

4. 治疗类风湿关节炎(RA)患者的目标是什么?

答:目前 RA 不能根治,治疗的目标是达到临床的缓解或疾病低活动度,临床缓解的定义是没有明显的炎症活动症状和体征。

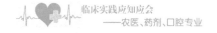

5. 治疗 RA 常用药有哪些?

答:(1)非甾体类抗炎药:能缓解症状,但不能控制病情,与改变病情的抗风湿药同服;(2)改变病情的风湿药:首选用药甲氨蝶呤(MTX),症状明显改善大约需 1~6 个月,有改善和延缓病情进展的作用;(3)糖皮质激素激素不作为治疗类风湿关节炎的首选药物。还有生物靶向治疗、植物药物。

四、其他

1. 风湿热引发的关节炎有何特点?

答:以游走性和多发性为特点,常累及膝、踝、肘、腕等大关节,局部出现红、肿、热、痛,活动受限。治疗后关节可不留强直或畸形。

2. 什么是川崎病?

答:本病于 1967 年由日本川崎富作首先报告,又称急性发热性皮肤黏膜淋巴结综合症。其主要临床表现是全身血管炎、急性发热和皮疹,80% 发生于 4 岁以下的孩子,1 岁左右发病最多。

3. 川崎病的皮肤表现如何?

答:手足肿硬,手掌和足底潮红。恢复期手指与足趾端脱皮;多形红斑样皮疹,无疱疹及结痂。

4. 川崎病的预后如何?

答:川崎病大部分预后良好,心血管系统广泛受累者其后果严重。少数病例在急性期可发生猝死或遗留冠状动脉病变直至成年。

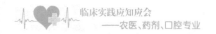
第七章
代谢内分泌系统

一、总论

1. 什么叫内分泌?

答:人体的一种特殊分泌方式,内分泌组织和细胞将其分泌的微量的具有特殊生理作用的物质(激素)直接分泌到血液或体液中,对远处或局部激素敏感的器官或组织发挥它的生理调节效应。

2. 内分泌器官和组织有哪些?

答:内分泌系统器官有下丘脑、垂体、甲状腺、甲状旁腺、肾上腺、性腺;内分泌组织有胰岛、肾脏、胃肠道内分泌细胞、前列腺等。

3. 什么叫体液调节?

答:体液调节是某些化学物质通过体液传输而对生物体产生的调节,激素调节是其中的主要形式;体液调节的中枢是下丘脑,而体液调节还有反馈调节机制和互相作用(即协同或拮抗作用)。激素调节作用缓慢,但作用范围广,时间长。除了激素外,体液调节还包括二氧化碳等物质。

4. 内分泌病的诊断原则是什么?

答:完整的内分泌病疾病诊断应包括功能诊断、定位诊断和病因诊断 3 个方面。

5. 脑垂体有什么特点?

答:垂体由腺垂体和神经垂体组成。神经垂体是血管加压素(抗利尿激素)和催产素的储藏和释放处;腺垂体分泌 7 种激素:促甲状腺激素、促肾上腺皮质激素、促卵泡激素、促黄体激素、生长激素、泌乳素和黑色素细胞刺激素。

二、脑垂体功能减退症

1. 什么是脑垂体功能减退症?

答:腺垂体激素分泌减少。可以单种激素减少,也可以多种垂体激素同时缺乏;可以原发于垂体病变,也可以继发于下丘脑病变。

2. 脑垂体功能减退症临床有什么特点?

答:脑垂体功能减退症临床症状变化大,可长期延误诊断,但补充所缺乏的激素治疗后症状可迅速缓解。成年人的脑垂体功能减退症又称西蒙病,生育妇女因产后缺血性坏死所致者称为席汉综合征,儿童期发生腺垂体功能减退可导致侏儒症。

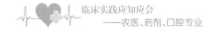
三、甲状腺功能亢进

1. 什么是甲状腺功能亢进症?

答:因为甲状腺激素分泌过多所致的一种常见内分泌病。临床上以甲状腺肿大、食欲亢进、体重减轻、心动过速、情绪易于激动、怕热多汗、手抖、突眼等症状为主。以女性多见。

2. 甲状腺机能亢进症发病与哪些因素有关?

答:甲状腺机能亢进症是自身免疫病,有家族遗传性,环境刺激可以诱发病。

3. 如何诊断甲状腺机能亢进症?

答:(1)高代谢症状和体征;(2)甲状腺肿大;(3)血清TT_4、FT_4增高,TSH减低。具备以上3项诊断成立。

4. 甲状腺机能亢进症有哪些治疗方法?

答:目前还不能进行病因治疗,3种疗法被普遍采用:(1)抗甲状腺药物治疗,抑制甲状腺合成甲状腺素;(2)^{131}I和手术则是通过破坏甲状腺组织,减少甲状腺激素的产生来达到治疗的目的。

5. 抗甲状腺药有哪些?

答:抗甲状腺药物治疗是基础治疗,抗甲状腺药有硫脲类和咪唑类,优选甲巯咪唑,妊娠早期和甲亢危象选丙硫氧嘧啶;药物的副作用有粒细胞缺乏、皮疹、肝炎、血管炎等。

6. 什么是甲亢危象?

答:甲亢危象是甲状腺毒症急性加重的一个综合征,发生原因可能与循环中的甲状腺激素水平增高有关。常见诱因有手术、感染、精神刺激等,临床表现为高热、大汗、心动过速、烦躁、焦虑不安、谵妄、恶心、呕吐、腹泻,严重患者可有心衰、休克和昏迷等。

7. 甲状腺机能亢进患者如接受甲状腺大部切除手术,术前准备成功的标准是什么?

答:(1)患者情绪稳定,睡眠好转,体重增加;(2)腺体缩小变硬;(3)脉率稳定在 90 次/分以下;(4)基础代谢率低于 +20%。

8. 基础代谢率(BMR)的简易测定方法?

答:在安静、空腹下测量脉率和血压,连测三天。BMR(%) = (脉率 + 脉压) – 111。

9. 甲亢术后潜在并发症有哪些?

答:(1)呼吸困难和窒息;(2)声音嘶哑和失音;(3)误咽和音调降低;(4)手足抽搐;(5)甲状腺危象。

四、单纯性甲状腺肿

1. 什么是单纯性甲状腺肿?

答:也称非毒性甲状腺肿,是指非炎症和非肿瘤原因,不伴有临床甲状腺功能异常的甲状腺肿。如果一个地区儿童

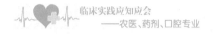

患病率>10%,称为地方性甲状腺肿。

2. 如何诊断单纯性甲状腺肿?

答:有甲状腺不同程度的肿大,TT_4、TT_3正常,TSH水平正常,诊断就可以成立。

五、糖尿病

1. 什么是糖尿病?

答:糖尿病是一组以高血糖为特征的代谢性疾病。高血糖则是由于胰岛素分泌缺陷或其生物作用受损,或两者兼有引起。长期存在的高血糖,可导致各种组织,特别是眼、肾、心脏、血管、神经的慢性损害和功能障碍。

2. 糖尿病的病因是什么?

答:糖尿病是由遗传和环境因素的复合病因引起的临床综合征,但目前其病因和发病机制仍未完全阐明。

3. 糖尿病有哪些分型?

答:(1)1型糖尿病:是由自身免疫疾病引起的自身胰岛β细胞受损,导致胰岛素绝对不足所引起的糖尿病。多发于青少年。

(2)2型糖尿病:至今原因不明,但是是跟肥胖高血压等有关系的由多种原因引起的具有遗传倾向的慢性代谢性疾病。多发生于中年伴有肥胖的人群,占糖尿发患者数90%~95%。

(3)妊娠期糖尿病:就是孕妇在怀孕期间发生的糖尿病,多数在怀孕结束后自己恢复。

(4)特殊类型糖尿病:除以上外的其他类型糖尿病。

4. 糖尿病的典型临床表现是什么?

答:典型的"三多一少"症状,即多尿、多饮、多食和体重减轻。Ⅰ型糖尿病起病较急,病情较重,症状明显或严重;Ⅱ型糖尿病起病缓慢,病情相对较轻。

5. 糖尿病急性并发症有哪些?

答:糖尿病酮症酸中毒、高渗高血糖综合征和感染。

6. 糖尿病酮症酸中毒有什么特点?

答:糖尿病酮症酸中毒是最常见的糖尿病急症。以高血糖、酮症和酸中毒为主要表现,典型的症状呼吸有烂苹果味,血酮和尿酮升高。1型糖尿病患者有自发性酮症酸中毒,占主的要发患者数,2型糖尿病在一定诱因下也可发生酮症酸中毒,常见的诱因是感染。

7. 糖尿病酮症酸中毒抢救的原则是什么?

答:尽快的补液,恢复血容量,这是治疗的关键,补液的原则是"先快后慢,先盐后糖";降低血糖(小剂量胰岛素治疗);纠正电解质及酸碱平衡失调;同时积极寻找和消除诱因,防治并发症,降低病死率。

8. 糖尿病慢性并发症有哪些?

答:(1)大血管并发症:冠心病、高血压、脑血管病、脑血管病、大血管动脉硬化症;(2)微血管病变:糖尿病性视网膜

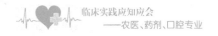

病变是失明的主要原因,糖尿病肾病导致肾功能衰竭是 1 型糖尿病的主要死因;(3)糖尿病性神经病变,严重可导致外周感觉消失;(4)糖尿病足是最严重和治疗费最多的并发症。

9. 血糖的正常值是多少?

答:空腹全血血糖:3.9 ~ 6.1mmol/L、餐后 1 小时:6.7 ~ 9.4mmol/L,餐后 2 小时:≤7.8mmol/L。

10. 糖尿病血糖的诊断指标是多少?

答:空腹全血血糖≥7.0mmol/L,随机血糖≥11.1mmol/L,葡萄糖耐量试验 2 小时≥11.1mmol/L,同时有糖化血红蛋白升高。

11. 糖尿病的诊断为什么在测血糖的同时需要测糖化血红蛋白?

答:血糖只能反应瞬间血液中的糖水平,糖化血红蛋白可以反映患者近 8 ~ 12 周平均血糖的水平,糖化血红蛋白的量与血糖的浓度呈正相关和持续时间相关。由于资料统计的原因,我国目前还不能把糖化血红蛋白作为诊断标准。

12. 什么叫口服葡萄糖耐量试验?

答:是指给成人口服 75g 无水葡萄糖,儿童按每公斤体重1.75g 计算,总量不超过 75g,然后测其血糖变化,观察患者耐受葡萄糖的能力,这是目前公认的诊断糖尿病的金标准。在血糖异常增高,但尚未达到糖尿病诊断标准时,为明确是否为糖尿病可以采用该试验。

13. 糖尿病患者如何选择口服药?

答:(1)单纯餐后血糖高,而空腹和餐前血糖不高,最好选择 α - 葡萄糖苷酶抑制剂,如阿卡波糖、伏格列波糖;(2)餐后血糖升高为主,伴餐前血糖轻度升高,最好选择胰岛素增敏剂噻唑烷二酮类,如罗格列酮、吡格列酮等;(3)糖尿病合并肾病者最好选择格列喹酮;(4)儿童 1 型糖尿病用胰岛素治疗;2 型糖尿病目前仅有二甲双胍被批准用于儿童;(5)经常出差、进餐不规律的患者,选择每日 1 次用药(如格列美脲)更为方便,依从性好;

14. 胰岛素用药注意事项有哪些?

答:(1)注射时宜变换注射部位,两次注射点要间隔 2cm,以确保胰岛素稳定吸收,同时防止发生皮下脂肪营养不良。(2)未开启的胰岛素应冷藏保存,冷冻后的胰岛素不可再应用。(3)使用中的胰岛素笔芯不宜冷藏,可与胰岛素笔一起使用或随身携带,在室温下最长可保存 4 周。

15. 什么叫糖尿病的"黎明现象"?

答:"黎明现象"是指糖尿病患者在夜间血糖控制尚且平稳,即无低血糖的情况下,于黎明时分(清晨 3 ~ 9 时)由各种激素间不平衡分泌所引起的一种清晨高血糖状态。

16. 什么是糖尿病的 Somoygi 效应?

答:夜间睡眠时出现了低血糖现象,但是未被察觉,清晨机体会通过交感神经的兴奋(胰岛素抵抗作用)来维持血糖,是低血糖后发生的高血糖。

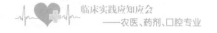

六、痛风

1. 什么叫痛风?

答:痛风是由单钠尿酸盐(MSU)沉积所致的晶体相关性关节病,与嘌呤代谢紊乱和(或)尿酸排泄减少所致的高尿酸血症直接相关,属于代谢性疾病。

2. 痛风发作有哪些诱因?

答:外伤、酗酒、过饱、进食过多嘌呤食物、过劳、受潮、精神紧张等。

3. 痛风的临床表现是什么?

答:临床表现为反复发作的急性关节炎及痛风结石、关节强直或畸形、肾实质损害、尿路结石及高尿酸血症等。典型的痛风石在耳廓。

4. 痛风急性关节炎有什么特点?

答:典型发作常于深夜因关节痛而惊醒,疼痛进行性加剧,在 12 小时左右达高峰,呈撕裂样、刀割样或咬噬咬样,难以忍受。受累关节及周围组织红、肿、热、痛和功能受限。多于数天或 2 周内自行缓解。首次发作多侵犯单关节,部分患者发生在第一跖趾关节,在以后的病程中,部分患者累及该部位。其次为足背、足跟、踝、膝、腕和肘等关节,肩、髋、脊柱和颞颌等关节少受累,可同时累及多个关节,表现为多关节炎。秋水仙碱可以迅速缓解关节症状。

七、水电解质代谢和酸碱平衡紊乱

1. 何谓内环境?

答:体液约占体重的60%。其中分布于细胞内的称为细胞内液,占体重的40%;分布于细胞外的称为细胞外液,占体重的20%。细胞外液是细胞的直接生存环境,即机体内环境,简称内环境。

2. 细胞外液由哪些液体组成?

答:细胞外液分为血浆和组织间液,其中血浆约占体重的5%,组织间液约占体重的15%。

3. 人体通过哪些机制维持体液酸碱平衡?

答:体内缓冲系统,肺的呼吸,肾的调节。

4. 临床上常见的水钠代谢紊乱的类型是什么?临床上最常见的脱水是哪种?

答:等渗性脱水、高渗性脱水、低渗性脱水和水中毒。外科最常见的是等渗性脱水。

5. 正常人体每日水分摄入量和排出量是多少?

答: 表1-7-1　正常人每日水分摄入量和排出量

摄入量(mL)		排出量(mL)	
饮水量	1600	尿	1500
食物含水	700	皮肤蒸发	500

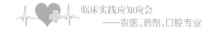
续表

	摄入量(mL)		排出量(mL)
代谢水	200	呼吸蒸发	300
		粪便	200
合计	2500	合计	2500

6. 何谓水肿?

答:过多的液体积聚在组织间隙或体腔内称为水肿。

7. 低钾血症的病因有哪些?

答:(1)摄入减少;(2)肾性排钾增加;(3)胃肠道钾的丢失;(4)钾转入细胞:静脉补液或进行全胃肠外营养支持治疗时,细胞内糖原和蛋白质合成加速,钾转入细胞内;(5)碱中毒影响:肾小管分泌 H^+ 减少,尿排钾增多,引起低钾血症。

8. 什么是低钾血症?临床静脉补钾要注意哪些事项?

答:血清钾 <3.5mmol/L。静脉补钾要注意:分次补钾,边补边观察,补钾浓度 < 40mmol/L(< 0.3%)和速度 < 20mmol/L,尿量 > 40mmol/L 再补钾,限制总量,严禁静脉推注。

9. 什么是高钾血症?高钾血症的危害有哪些?

答:血清钾 >5.5mmol/L 称为高钾血症。当血清钾 >6.5mmol/L 时随时可能发生心脏骤停。

10. 什么叫反常性酸性尿?

答:低钾血症、碱中毒时,肾小管排钾降低而排氢增多,尿呈酸性,称反常性酸性尿。

11. 代谢性酸中毒最突出的表现是什么?

答:呼吸加深加快,呼出气体有酮味。

12. 外科最常见的水电解质、酸碱代谢紊乱是什么?

答:等渗性脱水、低钾血症、代谢性酸中毒。

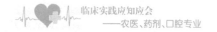
第八章
精神、神经系统

一、急性炎症性脱髓鞘性多发性神经炎

1.急性炎症性脱髓鞘性多发性神经炎有什么临床特点？

答：主要病变为神经根周围神经广泛的炎症性脱髓鞘，临床特征以发展迅速的四肢对称性无力伴腱反射消失为主，同时痛感消失。病情严重者出现延髓和呼吸肌麻痹而危及生命。

2.如何诊断急性炎症性脱髓鞘性多发性神经炎？

答：病前1~4周有感染史，急性或亚急性起病，四肢对称性软瘫伴感觉障碍，重症患者有呼吸肌麻痹，常有脑脊液蛋白（升高）-细胞分离（正常），病程呈自限性。

3.急性炎症性脱髓鞘性多发性神经炎重点观察什么症状？

答：重点观察有无呼吸麻痹，呼吸麻痹是本病死亡的重要原因，要积极的防治。

二、面神经炎

1. 面神经炎有什么特点?

答:面神经炎是指茎乳突孔内急性非化脓性面神经炎造成的周围性面神经麻痹。面神经麻痹最显著的症状是面部表情肌瘫痪,表情肌瘫痪发生突然、进展迅速,在 2 天内达高峰;一般在 1 ~ 2 周恢复。2 年后面瘫仍不能恢复者称后遗症期。

三、颅内压增高

1. 何谓颅内压?

答:颅内压是指颅腔内容物对颅腔壁产生的压力,成人正常值为 70 ~ 200mmH$_2$O。

2. 颅内容物有哪些?

答:脑组织、脑脊液和血液。

3. 何谓颅内压增高?

答:当颅内容物的体积增加或颅腔容积缩小超过颅腔可代偿的容量,使颅内压力持续高于 200mmH$_2$O,并出现头痛、呕吐和视神经乳头水肿三大症状时,即称为颅内压增高。

4. 颅内压增高生命体征有什么变化特点?

答:代偿期为两慢一高,即呼吸慢、脉搏慢、血压高;失代

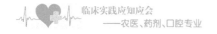

偿期为两快一低,即呼吸快、脉搏快、血压低。

5. 何谓脑疝?

答:当某种原因引起颅内某一分腔的压力增高时,脑组织即可从高压力区通过解剖间隙或孔道向低压力区移位,从而引起一系列的临床综合征,称为脑疝。

6. 何谓小脑幕切迹疝?

答:幕上组织通过小脑幕切迹被挤向幕下,称为小脑幕切迹疝。表现为早期患侧瞳孔短时间缩小,继之逐渐散大对光反射消失,对侧肢体偏瘫。

7. 何谓枕骨大孔疝?

答:幕下小脑扁桃体及延髓,经枕骨大孔被挤向椎管内,称为枕骨大孔疝。临床表现为生命体征和循环障碍出现较早,而瞳孔变化和意识障碍在晚期才出现。

四、颅脑损伤

1. 头皮损伤包括哪些?

答:头皮裂伤、头皮血肿和头皮撕脱伤。

2. 颅前窝颅底骨折的临床表现有什么特征?

答:瘀斑可出现"熊猫眼征""兔子眼征",脑脊液由鼻孔流出,可合并嗅神经和视神经损伤。

3. 颅中窝颅底骨折的临床表现有什么特征?

答:瘀斑出现在耳后乳突区,脑脊液鼻漏或耳漏,可合并面神经和听神经损伤。

4. 颅后窝颅底骨折的临床表现有什么特征?

答:瘀斑出现在耳后及枕下部,无脑脊液鼻漏或耳漏,后组脑神经受累的声音嘶哑、吞咽困难的等表现。

5. 脑脊液漏禁忌耳鼻冲洗、堵塞或腰穿,是为了防止什么?

答:颅内继发感染。

6. 脑震荡的概念是什么?

答:脑震荡是一种轻型颅脑损伤,主要指头部位外伤后立即出现短暂的脑功能损害而无确定的脑器质改变。病理上没有肉眼可见的神经病理改变,显微镜下可见神经组织结构紊乱。

7. 脑震荡的临床表现有哪些?

答:(1)受伤后昏迷不超过 30 分钟;(2)逆行性健忘;(3)神经系统检查无阳性体征;(4)脑脊液检查正常。

8. 何谓中间清醒期?

答:硬脑膜外血肿伤后原发性昏迷—清醒或意识好转—继发昏迷,原发昏迷与继发昏迷之间的时间称中间清醒期。

9. 何谓逆行性健忘?

答:脑外伤患者清醒后不能回忆受伤经过及伤前一段时间事情,称为逆行性健忘。

10. 硬脑膜外血肿患者意识改变的特点是什么?

答:有"中间清醒期"或"中间好转期"。

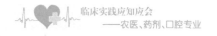
11. 颅脑损伤病情有哪些观察要点?

答:(1)意识状态是判断病情轻重的重要标志,是最重要的观察项目;(2)生命体征,定时测定呼吸、脉搏、血压及体温;(3)瞳孔变化在伤情判断中起决定性作用,必须密切连续观察瞳孔的大小,两侧是否对称,对光反应是否存在,敏感度如何;(4)肢体活动及锥体束征,主要观察肢体的肌力、肌张力、腱反射及病理反射;(5)头痛、呕吐等其他颅内压增高的表现。

五、脑出血

1. 什么是脑出血?

答:脑出血是指非外伤性脑实质内血管破裂引起的出血,发生的原因主要与脑血管的病变有关,即与高血脂、糖尿病、高血压、血管的老化、吸烟等密切相关。

2. 脑出血常见的病因是什么?

答:最常见的病因是高血压合并脑动脉硬化。

3. 内囊出血有什么特点?

答:内囊出血是最常见的出血部位。其典型临床表现为对侧"三偏"(偏瘫、偏身感觉障碍、偏盲)。内囊出血后,由于血液破入到脑室,患者常现出头痛,颈项强直,腰穿脑脊液为血性。

4. 丘脑出血有什么特点?

答:如属一侧丘脑出血,且出血量较少时,表现对侧轻瘫,对侧偏身感觉障碍。如果出血量大,受损部位波及对侧丘脑及丘脑下部,则出现呕吐咖啡样物,呕吐频繁呈喷射状,且有多尿、尿糖、四肢瘫痪、双眼向鼻尖注视等症。病情往往危重,预后不好。

5. 桥脑出血有什么特点?

答:桥脑是脑干出血的好发部位。早期表现病处侧面瘫,对侧肢体瘫,称为交叉性瘫。这是桥脑出血的临床特点。如果出血量大,则影响对侧,出现四肢瘫、瞳孔缩小、高热、昏迷等症。

6. 小脑出血有什么特点?

答:若出血量少,临床表现常常是先出现头晕,继则有剧烈头痛、频繁呕吐、走路不稳、讲话不清;如果出血量大,压迫延髓生命中枢,严重者可突然死亡。

7. 疑诊脑出血患者首选什么检查?

答:临床疑诊脑出血时首选 CT 检查,可显示圆形或卵圆形均匀高密度血肿,边界清楚,并可确定血肿部位、大小、形态,以及是否破入脑室、血肿周围水肿带和占位效应等。

8. 脑出血的治疗原则是什么?

答:主要目的是防止再出血,降低颅内压和控制脑水肿,维持生命功能、防止并发症。

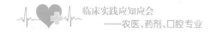

六、蛛网膜下腔出血

1. 什么是蛛网膜下腔出血?

答:蛛网膜下腔出血指脑底部或脑表面的病变血管破裂,血液直接流入蛛网膜下腔引起的一种临床综合征,又称为原发性蛛网膜下腔出血。

2. 蛛网膜下腔出血常见的病因有哪些?

答:常见的病因有先天性脑动脉瘤、脑血管畸形和脑动脉硬化。

3. 蛛网膜下腔出血好发于哪些人群?

答:青壮年更常见,动脉瘤破裂所致者好发于 30~60 岁,女性多于男性,血管畸形多见于青少年。

4. 蛛网膜下腔出血有什么临床特点?

答:典型临床表现为突然发生的剧烈头痛、恶心、呕吐和脑膜刺激征,肢体瘫痪少见;脑脊液呈均匀血性,脑 CT 显示高密度阴影。

5. 蛛网膜下腔出血有哪些并发症?

答:再出血是急性严重并发症,病死率约为 50% 左右;脑血管痉挛是死亡和致残的重要原因;还有脑积水和抽搐等。

6. 蛛网膜下腔出血的治疗原则是什么?

答:如为动脉瘤或脑血管畸形引起,尽快准备实施开颅

夹闭手术或血管内介入栓塞治疗。蛛网膜下腔出血治疗的
目的主要是防治再出血、血管痉挛及脑积水等并发症,降低
死亡率和致残率。

七、短暂性脑缺血发作

1. 什么是短暂性脑缺血发作?

答:短暂性脑缺血发作是局灶性脑缺血导致突发短暂
性、可逆性神经功能障碍。发作持续数分钟,一般无意识障
碍,历时 5～20 分钟,可反复发作,但一般在 24 小时内完全
恢复,无后遗症,CT 扫描病灶区呈低密度。

2. 短暂性脑缺血发作发病机制是什么?

答:由于特定的原因引起脑血管的相对短暂性狭窄,导
致了脑的灌注量随之出现暂时性不足,所供血的脑组织功能
也出现了可逆性的功能缺损。由于没有形成完全的供血阻
断及相应的侧支循环存在,所以在发病因素消失后,这种缺
损的脑功能亦随之恢复。

八、脑梗死

1. 什么叫脑血栓形成?

答:脑梗死又称脑血栓,是脑梗死最常见的类型。脑血
栓形成是脑动脉脉粥样硬化导致血管增厚、管腔狭窄闭塞和

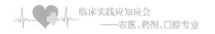
血栓形成,引起脑组织缺血、缺氧导致软化坏死,出现局灶性神经系统症状体征。故而临床上又称为"动脉粥样硬化性脑血栓",或"血栓性脑梗死"。

2. 脑血栓形成常见的病因是什么?

答:脑血栓形成的常见病因是动脉粥样硬化,常伴有高血压。

3. 脑血栓形成有哪些临床表现?

答:常于安静状态或休息时发病,发病较急,发病后10余小时或1~2天内达到高峰,大多意识清楚,可出现偏瘫、偏身感觉障碍等脑局灶损害症状,持续24h以上;脑脊液检查基本正常;24小时后CT检查病灶区呈低密度改变。

4. 脑血栓形成急性期的治疗原则是什么?

答:早期溶栓、抗凝、脑保护治疗、降纤治疗及支持对症治疗;一般急性期不用降血压的药,以免血压过低造成脑疝;大面积脑梗死有脑疝形成征象者,可行开颅减压术。

5. 什么叫脑栓塞?

答:脑血管被血流中所带的栓子阻塞,而引起的脑梗死,叫做脑栓塞。以40岁以下的青壮年多见。起病急骤,常于数秒钟至2~3分钟达到高峰。

6. 脑栓塞常见的病因有哪些?

答:心源性栓塞最常见,特别是房颤,左心房附壁血栓脱落。

7. 脑栓塞的诊断要点是什么?

答:有原发病表现,起病急骤,以脑栓塞常见,脑脊液不含血,CT 提示梗死区低密度影像。

九、癫痫

1. 什么是癫痫?

答:癫痫不是一个特定的疾病,而是一组慢性临床综合征,以在长期病程中有反复发作的神经元异常放电所致的暂时性脑功能障碍为特征。脑不同部位的神经元群放电,在临床上表现不同,可表现为运动、感觉、意识、行为、植物神经等不同病征。

2. 癫痫如何分类?

答:癫痫分为原发性和继发性两类:

(1)原发性癫痫(又称特发性癫痫)病因未明,主要由遗传因素所致;

(2)继发性癫痫(又称症状性癫痫)由脑内器质性病变和代谢疾病所致。

3. 癫痫全面性发作有什么临床表现?

答:以突然意识丧失、跌倒、全身性强直后伴有抽搐为特征。可分为先兆期、强直期、惊挛期和惊厥后期。

4. 什么叫癫痫持续状态?

答:短时间内大发作接连发生或一次发作持续 30 分钟

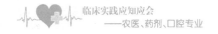

以上不自行停止,称为癫痫持续状态。

5. 癫痫患者必须要做什么检查?

答:24小时长程视频脑电检测,此检测诊断率已提高到接近90%以上的水平,因此脑电图的检查在癫痫的诊断和治疗中占有非常重要的地位。

6. 癫痫持续状态首选什么药?

答:首选地西泮。

十、精神障碍

1. 什么是精神病?

答:精神病是指在各种生物学、心理学以及社会环境因素影响下,大脑功能失调,导致认知、情感、意志和行为等精神活动出现不同程度障碍为临床表现的疾病。

2. 什么是精神障碍?

答:精神障碍指的是大脑机能活动发生紊乱,导致认知、情感、行为和意志等精神活动不同程度障碍的总称。从概念上可以发现,精神障碍包含精神病,精神病是严重精神障碍的疾病。

3. 什么是精神卫生?

答:精神卫生是指一种健康状态,在这种状态中,每个人都能够认识到自身潜力,能够适应正常的生活压力,能够有成效地工作,并能够为其居住的社区做出贡献。

4. 如何判断严重的心理问题和精神疾病？

答：（1）是否出现了幻觉（如幻听、幻视等）或妄想；（2）是否有自知力；（3）情感与认知是否倒错混乱。

5. 引起精神障碍的病因有哪些？

答：患者的遗传因素对患者发病起很大的作用，属于多基因遗传；人格障碍本身就是一种精神障碍，人格不健全者更容易患精神障碍；应激一般只是精神障碍的诱因。

6. 什么是认知障碍？

答：认知是指人脑接受外界信息，经过加工处理，转换成内在的心理活动，从而获取知识或应用知识的过程。它包括记忆、语言、视空间、执行、计算和理解判断等方面。认知障碍是指上述几项认知功能中的一项或多项受损。

7. 什么是情感障碍？

答：情感障碍又称心境障碍，主要表现为情感高涨（躁狂）或低落（抑郁），或两者交替出现。情感障碍严重者称为情感性精神病。

8. 什么叫意志行为障碍？

答：意志行为障碍的主要类型有：意志增强、意志缺乏、意志减退、精神运动性兴奋、精神运动性抑制、冲动行为和自伤与自杀行为。

9. 什么叫自知力？

答：自知力是指患者对其自身精神状态的认识能力，即能否判断自己有病和精神状态是否正常，能否正确分析和识

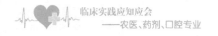

辨,并指出自己既往和现在的表现与体验中哪些属于病态。

十一、脑器质性疾病所致精神障碍

1. 什么是脑器质性疾病所致精神障碍?

答:由于脑部感染、变性、血管病、外伤、肿瘤等病变引起的精神障碍,又称脑器质性精神病。

2. 什么是阿尔茨海默病?

答:阿尔茨海默病(AD)是一种起病隐匿的进行性发展的神经系统退行性疾病。临床上以记忆障碍、失语、失用、失认、视空间技能损害、执行功能障碍以及人格和行为改变等全面性痴呆表现为特征,病因迄今未明。65 岁以前发病者,称早老性痴呆;65 岁以后发病者称老年性痴呆。

3. 阿尔茨海默病有哪些精神症状?

答:表现为记忆减退,对近事遗忘突出;以智能损害为主要表现,意识清晰,存在记忆障碍、认知障碍和情绪障碍,有失语、失认、失命名等大脑皮层受损的表现,生活自理能力下降。

4. 目前哪类药可以改善阿尔茨海默病症状?

答:乙酰胆碱酯酶(AchE)抑制剂可改善记忆障碍,如多那培佐、石杉碱甲。

十二、精神分裂症

1. 什么是精神分裂症?

答:精神分裂症是由于一组基因突变引发的大脑功能和精神活动异常。临床上往往表现为症状各异的综合征,涉及感知觉、思维、情感和行为等多方面的障碍以及精神活动的不协调。

2. 精神分裂症患者体质有什么特异?

答:童年可有一些不合群、离群、冲动、多疑、嫉妒、无辜攻击、狂妄等潜伏特点。青壮年发病明显,如社交功能异常、劳动能力障碍、生活无序、不能自主或自理、民事活动能力差。

3. 精神分裂症患者有哪些特殊的症状?

答:患者出现语言性幻听,认知功能障碍,可以确诊为精神分裂症。

4. 精神分裂症患者认知功能障碍有哪些主要表现?

答:认知功能障碍是精神分裂症的常见症状,也是核心症状之一。主要表现在智力的损害、学习记忆力功能损害、注意力的损害等。

5. 精神分裂症的用药原则是什么?

答:(1)原则上单一用药;(2)用药时一般从小剂量开始,缓慢加量,2周内加至治疗量;(3)对拒药及有藏药企图

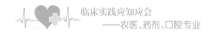

者,使用长效制剂;(4)尽可能用最少剂量,保持最佳效果,避免用超大剂量;(5)伴有忧郁、出现药物性锥体外系反应及难治性病例,可考虑合并用药;(6)症状控制后应用小剂量维持 2~3 年。

6. 抗精神分裂症的药物有哪些?

答:抗精神病药物治疗是精神分裂症首选的治疗措施,一般推荐第二代(非典型)抗精神病药物,如利培酮、奥氮平、奎硫平等作为一线药物选用。第一代及非典型抗精神病药物的氯氮平作为二线药物使用。部分急性期患者或疗效欠佳患者可以合用电抽搐治疗。

十三、心境障碍(情感性精神障碍)

1. 抑郁症的核心症状是什么?

答:抑郁症的核心症状包括与其处境不相称情绪低落、兴趣缺乏、快感消失和易疲乏;病情变化呈昼重夜轻特点,发作应至少持续 2 周以上。

2. 抑郁症最危险的症状是什么?

答:自杀是抑郁症最危险的症状,抑郁症患者的自杀率比一般人群高 20 倍,社会自杀人群中可能有一半以上是抑郁症患者。

3. 抑郁症首选药物是什么?

答:选择性 5-HT 再摄取抑制药(SSRI):如氟西汀、帕罗西汀、舍曲林、氟伏沙明、西酞普兰等。本类药物镇静作用小,也不损伤精神运动功能,对心血管和自主神经系统功能影响很小。本类药物还具有抗抑郁和抗焦虑的双重作用,多用于脑内 5 – HT 减少所致的抑郁症。

4. 什么是双相障碍?

答:双相障碍属于心境障碍的一种类型,指既有躁狂发作又有抑郁发作的一类疾病。临床表现按照发作特点可以分为抑郁发作、躁狂发作或混合发作。

十四、神经症性及分离(转换)性障碍

1. 什么叫神经症?

答:神经症又称神经官能症,是一组精神障碍的总称,包括神经衰弱、强迫症、焦虑症、恐怖症、躯体形式障碍等,患者深感痛苦且妨碍心理功能或社会功能,但没有任何可证实的器质性病理基础。病程大多持续迁延或呈发作性。

2. 神经症有哪些共同特征?

答:(1)起病常与素质和心理社会因素有关;(2)存在一定的人格基础,常常自感难以控制本应可以控制的意识或行为;(3)症状无相应的器质性病变基础;(4)社会功能相对完好,人格完整,无严重的行为紊乱;(5)一般没有明显或较长的精神症状;(6)病程较长,自知力完整,要求治疗。

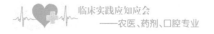
3. 神经症分为哪几类?

答:分为恐惧症、焦虑症、强迫症、躯体形式障碍、神经衰弱等。

4. 什么叫分离(转换)性障碍?

答:原来叫癔症。分离(转换)性障碍是一类由明显精神因素,如重大生活事件、内心冲突、情绪激动、暗示或自我暗示作用于易病个体所导致的以分离和转换症状为主的精神疾病。确诊必须排除器质性病变。

5. 分离(转换)性障碍主要治疗方法是什么?

答:以心理治疗为主,有暗示疗法、催眠疗法、解释性心理疗法等;目前尚无治疗分离转换性障碍的特效药物,主要采用对症治疗。

6. 分离(转换)性障碍预后如何?

答:分离转换性障碍的预后一般较好,60% ~ 80%的患者可在一年内自行缓解。大多急性发作的患者经过行为治疗、心理治疗、社会支持治疗症状可缓解。

第九章
运动系统

一、骨折

1. 成人有多少块骨?

答:206 块。

2. 肋骨共有几对?

答:12 对。

3. 何谓椎间盘?

答:连接在相邻两个椎体之间,由纤维环和髓核构成。

4. 颈椎最主要的共同特征是什么?

答:横突上有横突孔,内有椎动脉通过。

5. 躯干骨、上肢骨、下肢骨各包括哪些?

答:(1)躯干骨:椎骨、肋骨和胸骨;(2)上肢骨:锁骨、肩胛骨、肱骨、尺骨、桡骨和手骨;(3)下肢骨:髋骨、股骨、髌骨、胫骨、腓骨和足骨。

6. 骨盆由什么骨组成?

答:骨盆是由骶骨、尾骨和两块髋骨(由髂骨、坐骨、耻骨融合而成)所组成 。

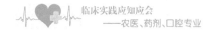
7. 何谓骨折?

答:骨的完整性或连续性发生部分或完全中断即为骨折。

8. 举例表明骨折的原因有哪些?

答:(1)直接暴力,如车轮撞击小腿致胫腓骨折;(2)间接暴力,如股四头肌猛收缩致髌骨骨折;(3)肌肉牵拉,投掷手榴弹用力不当引起肱骨结节撕脱骨折;(4)积累性劳损,如远距离行军致第二跖骨骨折及腓骨下1/3骨干骨折;(5)病理性骨折,骨肿瘤等。

9. 不完全骨折包括哪些?

答:裂缝骨折和青枝骨折。

10. 骨折的专有体征是什么?

答:畸形、假关节活动(异常活动)、骨摩擦音和骨摩擦感。

11. 骨折愈合分为哪几期?

答:血肿炎症机化期、原始骨痂形成期、骨痂改造塑形期。

12. 肱骨中段骨折最容易损伤哪条神经?

答:最容易损伤紧贴肱骨体中部后面桡神经沟行走的桡神经,常表现为前臂伸肌瘫痪,表现为抬前臂时呈"垂腕"状态。

13. 列举骨折的早期并发症?

答:(1)休克;(2)血管损伤;(3)神经损伤;(4)脏器损

伤;(5)骨筋膜室综合征;(6)脂肪栓塞;(7)感染。

14. 列举骨折的晚期并发症?

答:(1)关节僵硬;(2)骨化性肌炎;(3)愈合障碍;(4)畸形愈合;(5)创伤性关节炎;(6)缺血性骨坏死;(7)缺血性肌挛缩。

15. 何谓骨筋膜室综合征?

答:即由骨、骨间膜、肌间隔和深筋膜形成的骨筋膜室内肌肉和神经因急性缺血、缺氧而产生的一系列早期的症状和体征。常见于前臂和小腿骨折。

二、关节脱位

1.关节的基本结构包括哪三部分?

答:关节面、关节囊和关节腔。

2. 何谓关节脱位?

答:骨的关节面失去正常的对合关系。

3. 关节脱位有哪些特有体征?

答:畸形、弹性固定、关节盂空虚。

三、劳损性疾病

1. 颈椎病的好发部位是哪里?

答:颈 5 – 6、颈 4 – 5、颈 6 – 7。

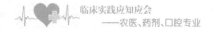
2. 颈椎病临床上分为哪些类型?

答:神经根型(最常见)、脊髓型、椎动脉型、交感神经型。

3. 腰椎间盘突出症的好发部位是哪里?

答:腰4 – 腰5、腰5 – 骶1。

第十章
传染病　性病

一、总论

1. 什么叫感染,感染有几种表现形式?

答:感染是指病原体对人体的一种寄生过程;病原体与机体相互作用的过程有 5 种表现形式:病原体被清除、隐性感染、显性感染、病原携带状态和潜伏性感染。隐性感染最常见。

2. 传染病流行过程的三个基本条件是什么?

答:传染病流行必须有三个基本条件:传染源、传播途径、易感人群。

3. 传染病有哪些基本特征?

答:传染病区别其他疾病有以下基本特征:有病原体、有传染性、有流行病学特征和感染后免疫性。

4. 法定传染病有多少种?

答:法定传染病有 39 种,分为甲乙丙三大类。甲类传染病是鼠疫和霍乱。

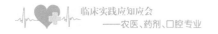

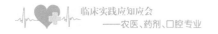

二、常见的传染疾病

1. 急性肝炎病理变化是什么？

答：主要病理变化是肝细胞气球样变、点状坏死。

2. 慢性肝炎病理变化是什么？

答：慢性肝炎轻度主要是肝细胞点状坏死，慢性肝炎中度主要是肝细胞中度碎片＋桥接坏死，慢性肝炎重度主要是重度肝细胞碎片＋桥接坏死。

3. 重症肝炎主要病理变化是什么？

答：急性重症肝炎主要病理变化是肝细胞大片坏死＋无肝细胞再生，亚急性重症肝炎主要病理变化是肝细胞大片坏死＋有肝细胞再生。

4. 病毒性肝炎有哪些传播途径？

答：甲、戊型经粪口途径传播，表现为急性肝炎；乙型、丙型、丁型主要经胃肠外途径传播，大部分患者呈慢性感染，并可发展为肝硬化和肝细胞癌。

5. 病毒性肝炎按临床表现分为哪几类？

答：急性肝炎（包括急性无黄疸型、急性黄疸型）、慢性肝炎（包括轻度、中度、重度）、重型肝炎（包括急性重型肝炎、亚急性重型肝炎及慢性重型肝炎）、淤胆型肝炎及肝炎肝硬化。

6. 对于 HBeAg 阳性母亲所生下的新生儿,预防其感染 HBV 最有效的措施是什么?

答:出生后注射乙肝疫苗和高效价乙肝免疫球蛋白。

7. 什么是肾综合征出血热?

答:肾综合征出血热是由汉坦病毒(HV)引起的一种自然疫源性疾病,老鼠为主要传染源。

8. 肾综合征出血热患者临床有什么特点?

答:典型患者有三大主症:发热、出血和肾脏损害,五期经过发热期、低血压休克期、少尿期、多尿期、恢复期。

9. 肾综合征出血热如何确诊?

答:本病的诊断依据流行病学史、临床表现和实验室检查。特异性 IgM 抗体 1∶20 为阳性,发病第 2 天即能检出;或 RT – PcR 检查肾综合征出血热病毒 RNA 就能确诊。

10. 什么是细菌性痢疾?

答:简称菌痢,是常见的夏秋季肠道传染病之一,由痢疾杆菌引起,通过饮水和食物进行传播的一种肠道疾病。

11. 细菌性痢疾三大主症是什么?

答:脓血便、腹痛和里急后重是细菌性痢疾三大主症。

12. 细菌性痢疾有什么临床特点?

答:在流行季节有痢疾接触史或有不洁饮食史,出现发热、黏胶脓血便、里急后重等症状,应考虑本病。在夏秋季节,有突发高热、惊厥、面色苍白、四肢末梢发冷、脉细数者应考虑中毒型菌痢。菌痢患者可反复发作或迁延不愈达 2 个

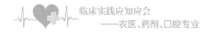
月以上应考虑慢性菌痢。

13. 什么叫中毒性菌痢?

答:中毒性菌痢以2~7岁儿童多见,因机体对细菌毒素产生异常反应而引起急性微循环障碍。患者出现高热、惊厥、感染性休克、脑水肿甚至脑疝,但肠道症状轻微。用直肠拭子或生理盐水灌肠后可发现粘液便,显微镜下可见红白细胞。

14. 疟疾的流行病学有什么特征?

答:疟疾的传染源是现症患者或者无症状带虫者,当其末梢血中存在配子体时才具有传染性,通过雌性蚊虫叮咬传播,极少一部分可通过输血和母体垂直传播。

15. 疟疾的主要症状是什么?

答:疟疾的主要症状是发冷、发热、出汗,严重者可导致死亡。

16. 如何治疗疟疾?

答:杀疟原虫治疗,一般用氯喹与伯氨喹联合治疗。

17. 如何预防疟原虫?

答:预防疟疾最有效的办法是防止蚊虫叮咬。春季休止期治疗是清除疟疾传染源的重要措施之一。预防疟疾的药物有乙胺嘧啶等。

18. 什么是艾滋病?

答:又称获得性免疫缺陷综合症(AIDS),由人免疫缺陷病毒(HIV)引起的慢性传染病。HIV主要侵犯破坏辅助性T

淋巴细胞,导致机体细胞免疫功能严重缺陷,最终并发各种严重机会性感染和肿瘤。

19. 艾滋病主要传播途径有哪些?

答:艾滋病主要传播途径有性接触传播、经血传播、母婴传播等。

20. 如何诊断艾滋病患者?

答:实验室检查 HIV 抗体由阴性转为阳性即可诊断。80% 左右 HIV 感染者感染后 6 周初筛试验可检出抗体,几乎 100% 感染者 12 周后可检出抗体。

21. 什么是血吸虫病?

答:由日本血吸虫寄生在门静脉系统内所引起的寄生虫病。人主要通过皮肤、黏膜接触含血吸虫尾蚴的疫水而感染,其虫卵引起的肝与结肠的肉芽肿是本病的主要病理变化。

22. 血吸虫急性期有哪些临床表现?

答:血吸虫急性期主要有发热、腹泻、或脓血便、肝脾肿大和压痛以及外周血嗜酸性粒细胞显著增多。

23. 慢性血吸虫主要的临床表现有哪些?

答:慢性期血吸虫主要以肝脾肿大为主;晚期则以门静脉周围纤维化为主,可发展为肝硬化,伴门静脉高压、巨脾与腹水。

24. 治疗血吸虫病的药是什么?

答:治疗血吸虫病的药是吡喹酮,有很强的杀虫的作用。

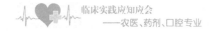
25. 麻疹的传染源是什么?

答:麻疹患者是唯一的传染源。

26. 麻疹的传染期有多久?

答:传染期为出疹前后各 5 天,有并发症者延长到出疹后 10 天。

27. 麻疹患者早期诊断依据是什么?

答:麻疹黏膜斑(又称柯氏斑)。

28. 什么叫麻疹?

答:麻疹是由麻疹病毒引起的具有高度传染性的急性呼吸道传染病。临床以发热、流涕咳嗽、眼结膜充血、麻疹黏膜斑和全身红色斑丘疹为特征。

29. 什么叫麻疹面容?

答:麻疹患儿于前驱期主要表现为发热、咳嗽、喷嚏、流涕、流泪、畏光、结膜充血、眼睑浮肿,并有浆液性分泌物,统称麻疹面容。

30. 麻疹出疹顺序是怎样的? 几天出齐?

答:先从耳后、发际开始,渐及前额、面部、颈、躯干、四肢,最后到达手心、足底。多在 3 天出齐,出齐后约 12 ~ 24 小时体温降到正常。

31. 水痘和带状疱疹有何关系?

答:水痘和带状疱疹是由同一病原体"水痘—带状疱疹病毒"引起。小儿初次感染表现为水痘,曾患过水痘儿童或成人再发则表现带状疱疹。

32. 何谓水痘?

答:水痘是由水痘—带状疱疹病毒引起的小儿急性呼吸道传染病。临床上以较轻的全身症状和皮肤黏膜分批出现迅速发展的斑疹、丘疹与疱疹,最后结痂为特征。

33. 什么叫手足口病?

答:由肠道病毒引起的急性传染病,主要症状表现为手、足、口腔等部位的斑丘疹、疱疹。致死原因主要为脑干脑炎及神经源性肺水肿。

34. 手足口病的传染源及传播途径是什么?

答:患者和隐性感染者均为传染源。传播途径主要为粪－口传播、飞沫传播、密切接触传播。

35. 乙脑主要传染源、主要传播途径和发病季节是什么?

答:传染源主要是猪,通过蚊子叮咬传播,有严格季节性,90%的患者集中在7、8、9三个月。

36. 乙脑患者有什么临床特点?

答:高热、意识障碍、惊厥、呼吸衰竭伴脑膜刺激征阳性。

37. 乙脑患者抢救关键措施是什么?

答:严把高热、惊厥、呼吸衰竭三关。

38. 流脑的临床特征是什么?

答:高热、头痛、呕吐、皮肤黏膜淤点、脑膜刺激症阳性。

39. 流脑的主要传染源是什么? 确诊的依据是什么? 应首选什么药?

答:主要传染源是带菌者;血和脑脊液培养(＋)就可以

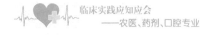

确诊;首选抗生素是青霉素。

40. 小儿高热惊厥有什么特点?

答:多发生在 6 个月至 3 岁之间,多在病初突然高热时发作,发作呈全身性,次数少,时间短,神智恢复快,预后良好,无阳性神经体征。

三、性传播的疾病

1. 什么是淋病?

答:淋病是淋病奈瑟菌(简称淋球菌)引起的以泌尿生殖系统化脓性感染为主要表现的性传播疾病。淋球菌为革兰阴性双球菌,离开人体不易生存,一般消毒剂容易将其杀灭。淋病多发生于性活跃的青年男女。

2. 淋病的主要传播途径是什么?

答:100% 男性患者是通过性交传播,女性患者性交也是主要传播方式,极少部分可通过患者的分泌污染马桶、衣服、被褥间接传播。

3. 诊断淋病的标准是什么?

答:分泌物淋球菌培养是诊断淋病的金标准。基因扩增检测它具有快速、灵敏、特异、简便的优点,可以直接检测临床标本中极微量的病原体。

4. 淋病有什么主要的临床症状?

答:外阴瘙痒,尿频、尿急、尿痛,尿道有脓性分泌物。

5. 淋病的治疗原则是什么?

答:应用抗菌药物,保持排尿通畅,处理诱发尿路感染的病因。首选第三代头孢菌素头孢曲松,对头孢菌素类药物过敏时,可选用阿奇霉素。

6. 什么是梅毒?

答:梅毒是由苍白螺旋体,即梅毒螺旋体引起的一种慢性性传播疾病。可以侵犯皮肤、黏膜及其他多种组织器官,可有多种多样的临床表现,病程中有时呈无症状的潜伏状态。胎传梅毒由患梅毒的孕妇传染。

7. 什么是梅毒的传染源?

答:梅毒是人类独有的疾病,显性和隐性梅毒患者是传染源,感染后的头 2 年最具传染性,而在 4 年后性传播的传染性大为下降。

8. 梅毒有哪些主要的临床表现?

答:一期梅毒主要损害为硬下疳;二期梅毒皮肤梅毒疹;三期梅毒主要表现为永久性皮肤黏膜损害,并可侵犯多种组织器官危及生命。

9. 梅毒首选的抗菌素是什么?

答:青霉素。

10. 什么是尖锐湿疣?

答:尖锐湿疣是由人乳头瘤病毒(HPV)感染所致的以肛门生殖器部位增生性损害为主要表现的性传播疾病。

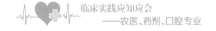

11. 尖锐湿疣有什么临床表现?

答:湿疣、血尿、外阴鳞状上皮疣状增生等。

12. 尖锐湿疣的治疗方法是什么?

答:以局部治疗为主,尽快的祛除疣体组织,初期可以用激光、电灼、微波、冷冻等物理治疗方法去除疣体,术后再配合干扰素及做好术后的护理,减少复发的机会。

第十一章
其他

一、围手术期处理

1. 什么是无菌术？它包括哪些内容？有何区别？

答:无菌术是针对微生物及感染途径所采取的一系列预防措施。内容包括灭菌法、消毒法和一定的操作规则及管理制度组成。区别在于灭菌法是消灭一切微生物(包括细胞的芽孢)。

2. 手术前,手术人员应做哪些事项?

答:(1)更衣;(2)肥皂水刷洗手臂;(3)无菌巾擦手臂;(4)消毒手臂;(5)穿无菌手术衣;(6)戴无菌手套。

3. 按手术的时限可将手术分为哪几类?

答:择期手术、限期手术和急诊手术。

4. 根据手术中是否被细菌污染可将手术分为哪几类?

答:无菌手术、污染手术和感染手术。

5. 手术前的胃肠道准备包括哪些?

答:(1)非胃肠手术患者,为防止麻醉或手术中呕吐,术前12小时禁食,术前4小时禁水;术前一夜肥皂水灌肠;(2)

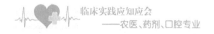
胃肠道(尤其是结肠)手术,术前 1～2 天进流质饮食,如果行左半结肠或直肠手术,则应行清洁灌肠,并于术前 2～3 天开始服用肠道制菌药物,减少术后的感染机会。

6. 缝合伤口(切口)根据是否污染可分为哪三类?

答:清洁伤口、污染伤口、感染伤口。

7. 切口愈合可分为哪几类?

答:甲级愈合、乙级愈合、丙级愈合。

8. 身体各部位缝线拆除的时限各是多少?

答:缝线拆除时间依据患者年龄,切口部位,局部血液供应情况而决定,一般头、面、颈部为手术后 4～5 天;下腹部会阴部为 6～7 天;胸部、上腹部、背部、臀部为 7～9 天;四肢为 10～12 天;减张缝合需 14 天。对年老体弱、营养不良的患者应适当延迟拆线时间。

9. 为什么术后应早期下床活动?

答:早期活动有增加肺活量,减少肺部并发症,改善血液循环,促进伤口愈合,减少因下肢静脉淤血而发生血栓形成的优点。有利于肠道和膀胱功能的恢复,从而减少腹胀和尿潴留的发生。早期下床活动应注意循环渐进的原则。

10. 什么是 TPN、PN、EN?

答:完全胃肠外营养、肠外营养、肠内营养。

二、外科感染

1.何谓外科感染？分为哪几类？

答:由致病微生物侵入人体所引起的局部组织或全身性炎症反应。分为两大类:(1)非特异性感染,又称化脓性感染;(2)特异性感染。

2. 什么是二重感染、条件性感染？

答:二重感染:在使用广谱抗生素或联合使用抗菌药物治疗感染的过程中,原来致病菌被抑制,但耐药菌株大量繁殖,致使病情加重。条件性感染:在抗感染能力低下的情况下,本来栖居于人体但未致病的菌群可以变成致病微生物,所引起的感染称条件性感染。

3. 什么是脓毒症、菌血症？

答:脓毒症:因感染引起的全身炎症反应综合征,循环呼吸有明显改变。菌血症:血培养检出病原菌。

4.病切开引流的要点有哪些？

答:(1)"＋"或"＋＋"切口,切口线应超出皮肤病变边缘;(2)尽量清除已化脓和已失活组织;(3)用生理盐水纱条或碘仿纱条填塞,每日换药一次。

5.深部脓肿确诊依据是什么？

答:穿刺抽出脓液。

6. 脓肿形成后的主要处理措施是什么?

答:切开引流。

7. 外科感染局部治疗的目的是什么?

答:减少毒素吸收,减轻疼痛,使感染局限化,吸收或早日成脓肿后切开引流。

8. 预防破伤风的主要措施有哪些?

答:(1)注射破伤风类毒素或破伤风抗毒血清;(2)正确处理伤口。

9. 什么是疖? 什么是痈?

答:(1)疖:是单个毛囊及其所属皮脂腺的急性化脓性感染;(2)痈:是多个相邻毛囊和皮脂腺的急性化脓性感染。

10. 什么是急性蜂窝组织炎? 什么是丹毒?

答:(1)急性蜂窝组织炎:是皮下、筋膜下或深部疏松结缔组织的急性弥漫性化脓性感染;(2)丹毒:是一种累及真皮浅层淋巴管的感染,主要致病菌为 A 组 β 溶血性链球菌。

11. 什么是脓性指头炎、急性化脓性腱鞘炎和全身化脓性感染?

答:(1)脓性指头炎:是手指末节掌面皮下组织的急性化脓性感染;(2)急性化脓性腱鞘炎:是手指屈肌腱鞘的急性化脓性感染;(7)全身化脓性感染:化脓性致病菌侵入血液循环,生长繁殖、产生毒素、引起全身的严重感染。

三、损伤

1.简述常见闭合性损伤的类型有哪些?

答:挫伤、扭伤、挤压伤、爆震伤。

2. 简述常见开放性损伤的类型有哪些?

答:擦伤、刺伤、切割伤、撕裂伤、撕脱伤、火器伤。

3. 创伤的局部表现有哪些?

答:(1)疼痛和压痛;(2)肿胀或瘀斑;(3)功能障碍;(4)伤口和出血(指开放性损伤)。

4.伤口修复过程分为哪三个阶段?

答:分为:(1)炎症期;(2)增生期;(3)塑形期。

5.何谓清创术? 其目的是什么? 最佳清创时机?

答:是在无菌操作下,把污染伤口变为较清洁伤口的一种手术方法,目的是减少感染机会,促进伤口一期愈合。最佳清创时机为伤后 6~8 小时。

6. 损伤现场急救的原则是什么?

答:现场急救遵循抢救生命第一,恢复功能第二,顾全解剖完整性第三的原则。优先抢救呼吸心跳骤停、窒息、大出血、开放性或张力性气胸、休克等。

7. 基本包扎法有哪些?

答:有环形法、蛇形法、螺旋形法、螺旋反折形法、回反形法、8 字形法。

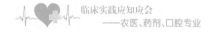

8. 对换药的基本要求有哪些?

答:严格遵守无菌原则,技术操作熟练、规范,动作轻巧细致,减少患者痛苦,熟悉伤口愈合规律,恰当选择引流物,促进伤口早期愈合。

9. 叙述换药的原则是什么?

答:(1)严格遵守无菌操作原则,每次换药前后冲洗双手,防止交叉感染;(2)根据患者情况安排好换药顺序:先换清洁伤口,后换污染伤口,再换感染伤口,最后换特异性感染伤口;(3)换药的次数视具体情况而定:无菌伤口可于 2~3 日换药 1 次,如无感染至拆线时更换;肉芽组织健康、分泌物少的伤口,每日或隔日换药 1 次,分泌物多,感染重的伤口,每日 1 次或数次;(4)据情选用引流条,并注意保持引流通畅,适时更换或拔除。

10. 简述大面积烧伤临床如何分期?

答:分为休克期、感染期、恢复期。

11. Ⅰ度烧伤有什么临床特点?

答:Ⅰ度烧伤又称红斑型,临床表现轻度红、肿、灼痛感,干燥、无水泡。

12. Ⅱ度烧伤有什么临床特点?

答:Ⅱ度烧伤分浅Ⅱ度和深Ⅱ度烧伤。浅Ⅱ度烧伤水疱大,去疱皮后创面潮湿、鲜红、水肿、剧痛;深Ⅱ度烧伤水疱小,基底苍白,有红色小点,水肿,干燥后可见网状血管栓,拔毛痛。

13. Ⅲ度烧伤有什么临床特点?

答:Ⅲ度又称焦痂型,创面蜡白或焦黄炭化,干燥,无水疱、皮革样,痂面可见树枝状栓塞血管,痛觉消失,拔毛不痛。

14. 烧伤面积如何计算?

答:烧伤面积是以烧伤皮肤面积占全身体表面积的百分数来计算,即中国九分法:在100%的体表总面积中:头颈部占9%(9×1)(头部、面部、颈部各占3%);双上肢占18%(9×2)(双上臂7%,双前臂6%,双手5%);躯干前后包括会阴1%占27%(9×3)(前躯13%,后躯13%,会阴1%);双下肢(含臀部)占46%(双臀5%,双大腿21%,双小腿13%,双足7%)(9×5+1),(女性双足和臀各占6%)。还有一种简便的计算方法是以患者本人手掌(包括手指掌面)其面积为体表总面积的1%,以此计算小面积烧伤;大面积烧伤时用100减去用患者手掌测量未伤皮肤,以此计算烧伤面积。

15. 简述烧伤患者现场急救要点有哪些?

答:(1)消除致伤原因;(2)保护创面,避免再损伤和污染;(3)预防休克,稳定患者情绪;(4)保持呼吸道通畅;(5)及时转送患者。

16. 为什么说创面处理是治疗烧伤最关键的措施?

答:烧伤创面是细菌感染的主要途径,一旦创面严重感染,可导致烧伤败血症发生,这是引起烧伤患者死亡的主要原因,因此,正确处理创面和做好创面护理,可以预防和控制局部感染,促进创面愈合,预防败血症,这是治疗烧伤最关键

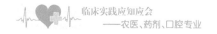

的措施。

四、乳房疾病

1.急性乳房炎的常见病因是什么?

答:(1)乳汁淤积;(2)细菌侵入。

2. 急性乳腺炎的好发人群及好发时间?

答:多见于初产妇,好发于产后 3～4 周。

3. 急性乳腺炎的治疗原则是什么?

答:(1)患乳停止哺乳,局部热敷理疗;(2)应用抗生素;(3)中药治疗;(4)脓肿形成后切开引流,切口呈放射状至乳晕处;乳晕部脓肿可延乳晕边缘作弧形切口;乳房深部脓肿,在乳房下缘作弓形切口。

4. 如何预防急性乳腺炎?

答:(1)保持乳头清洁:产前及哺乳期每日用温水擦洗乳头或用70%酒精擦洗;(2)纠正乳头内陷:经常用手提拉捏内陷的乳头;(3)避免乳汁淤积:养成定时哺乳的习惯,并将乳汁吸净,必要时用吸乳器;(4)防止乳头破损:不让婴儿养成含乳头睡觉的习惯,注意婴儿口腔卫生,哺乳前后清洗乳头,如有乳头破损,暂停哺乳并排空乳汁,患处涂抗生素软膏,待愈合后再哺乳。

5. 何谓乳房"酒窝征"?

答:指乳癌肿块侵及连接腺体与皮肤的库柏韧带时使之

收缩,导致该处皮肤凹陷。

6. 何谓乳房"桔皮征"。

答:乳癌侵及皮肤时,可因皮内及皮下淋巴管被癌细胞堵塞而致局部淋巴水肿,毛囊处呈点状凹陷,状似桔皮。

五、急性中毒

1. 什么是急性中毒?

答:急性中毒是指毒物短时间内经皮肤、黏膜、呼吸道、消化道等途径进入人体,使机体受损并发生器官功能障碍称为急性中毒。

2. 毒物进入体内的途径有哪些?

答:可通过以下途径:(1)呼吸道:烟、雾、蒸气、气体、一氧化碳等;(2)消化道:各种毒物经口食入;(3)皮肤黏膜:苯胺、硝基苯、四乙铅、有机磷农药等。

3. 急性毒物中毒抢救原则是什么?

答:立即将患者脱离中毒现场,清除体内尚未被吸收的毒物,促进已吸收毒物的排出。

4. 有机磷农药有什么特点?

答:绝大多数有机磷农药为淡黄至棕色油状液体,有蒜臭味,一般难溶于水,在酸性环境中较稳定,在碱性条件下易水解而失效,但敌百虫在碱性溶液中则变为毒性更大的敌敌畏。

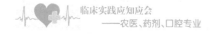

5. 有机磷中毒毒蕈碱样症状指的是哪些?

答:最早出现,由于副交感神经兴奋,导致腺体分泌增多,瞳孔缩小,恶心呕吐腹痛腹泻等,有蒜臭味。主要应用阿托品进行抢救。

6. 有机磷中毒烟碱样症状有什么表现?

答:运动神经和肌肉连接点胆碱能烟碱型受体兴奋则发生肌肉纤维震颤或抽搐(痉挛);重度中毒或中毒晚期转为肌力减弱或肌麻痹等烟碱样症状。主要应用氯磷定抢救。

7. 有机磷中毒实验室关键要做什么检查?

答:全血胆碱酯酶测定是诊断有机磷杀虫药中毒、判断中毒程度、疗效及预后估计的主要指标。正常人血胆碱酯酶活力为 100%,低于 80% 则属异常。

8. 有机磷中毒中毒程度如何分级?

答:根据症状轻重,将急性中毒分为三级:(1)轻度中毒:全血胆碱酯酶活力一般在 50% ~70%;(2)中度中毒:全血胆碱酯酶活力降至 30% ~50%;(3)重度中毒:全血胆碱酯酶活力降至 30% 以下。

9. 有机磷中毒患者主要死因是什么?

答:有机磷中毒的死因主要为呼吸衰竭。

10. CO 中毒的机理是什么?

答:CO 经呼吸道进入血液,与红细胞内血红蛋白结合形成稳定的碳氧血红蛋白。由于 CO 与血红蛋白的亲和力比氧与血红蛋白的亲和力大 240 倍,而碳氧血红蛋白的解离较氧合血红蛋白的解离速度慢 3600 倍,故易造成碳氧血红蛋白在体内的蓄积。

11. CO 中毒主要有哪些特殊的临床表现?

答:主要表现为皮肤潮红,皮肤和黏膜呈现煤气中毒特有的樱桃红色,呼吸带有苦杏仁味。

12. 治疗 CO 中毒最有效的方法是什么?

答:氧疗特别是高压舱氧疗效果更好。

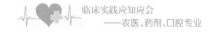

第十二章
儿科疾病

一、年龄分期和各期特点

1.新生儿期是指什么时段?

答:胎儿娩出脐带结扎~生后 28 天。

2.围生期是指什么时段?

答:胎龄满 28 周~生后 7 足天。

3.婴儿期是指什么时段?

答:出生后~ 1 周岁。

4.幼儿期是指什么时段?

答:满 1 周岁~3 周岁。

5. 学龄前期是指什么时段?

答:满 3 周岁~6(7) 岁。

6.学龄期是指什么时段?

答:6 (7)岁~青春期前。

7.青春期从是指什么时段?

答:女:11~12 岁 到 17~18 岁;男 13~14 岁 到 18~20 岁。

二、生长发育

1. 小于 6 个月儿童体重计算公式是什么?

答:体重(千克) = 出生体重 + 月龄 ×0.7。

2. 7 ~12 月儿童体重计算公式是什么?

答:体重(千克) = 6 + 月龄 ×0.25。

3. 2 岁 ~青春前期体重计算公式是什么?

答:体重(千克)) = 年龄 ×2 +7(或 8)。

4. 2 ~12 岁儿童身长(高)的估算公式是什么?

答:身高(厘米) 年龄 ×7 +77。

5. 新生儿出生时身长是多少?

答:平均为 50 厘米

6. 婴儿期 1 岁时身长是多少?

答:约 75 厘米。

7. 如何计算小儿乳牙数?

答:按公式计算:乳牙(枚) = 月龄 – (4 ~6)。

8. 婴儿出生时头围是多少?

答:平均 33 ~34 厘米。

9. 幼儿 2 岁时头围是多少?

答:约 48 厘米。

10. 婴儿 1 岁时头围是多少?

答:头围 = 1/2 身长 +10 厘米。

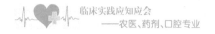

11. 颅骨缝什么时间闭合?

答:出生时稍分开,3~4 月闭合。

12. 后囟什么时间闭合?

答:后囟为顶骨与枕骨边缘形成的三角形间隙,出生时即已很小或闭合,最迟出生后 6~8 周闭合。

13. 前囟什么时间闭合?

答:前囟为顶骨和额骨边缘形成的菱形间隙,其对边中点连线长度在出生时约 1.5~2cm,后随颅骨发育而增大,6个月后逐渐骨化而变小,1~1.5 岁闭合,最迟不超过 2 岁

14. 出生时存在,以后永不消失的小儿神经反射有哪些?

答:角膜反射、瞳孔反射、结膜反射、咽反射以及吞咽反射等。这些反射减弱或消失,提示神经系统有病理改变。

15. 出生时存在,以后逐渐消失的小儿神经反射有哪些?

答:觅食反射、拥抱反射、握持反射、吸吮反射、颈肢反射,于出生后 3~4 个月消失。这些反射如生后缺如或短期存在就消失或到消失时间仍存在,则提示病理改变。

16. 出生时不存在,以后逐渐出现并不消失的小儿神经反射有哪些?

答:腹壁反射、提睾反射以及各种腱反射。

17. 小儿病理反射有什么特点?

答:有巴彬斯基征,1 岁以内可阳性,少数可至 2 岁。若单侧出现或 2 岁以后出现此反射,结合临床考虑病理现象。

三、儿童保健

1. 乙肝疫苗接种对象月(年)龄、接种部位、接种方法是什么?

答:接种对象月龄分别为 0、1、6 月龄;接种部位为上臂三角肌;接种方法为肌内注射。

2. 卡介苗接种对象月(年)龄、接种部位、接种方法是什么?

答:接种对象为出生时;接种部位为上臂三角肌下缘;接种方法为皮内注射。

3. 脊灰疫苗接种对象月(年)龄、接种方法是什么?

答:接种对象为 2 月龄、3 月龄、4 月龄和 4 周岁各一次;2 月龄的采取三角肌下缘肌肉注射,其他三次采取口服。

4. 百白破疫苗接种对象月(年)龄、接种部位、接种方法是什么?

答:接种对象分别是 3 月龄、4 月龄、5 月龄和 18 ~ 24 月龄四次;接种部位是上臂外侧三角肌;方法是肌内注射。

5. 预防接种应如何严格执行免疫程序?

答:掌握接种的剂量、次数、间隔时间和不同疫苗的联合免疫方案;及时记录及预约,交代接种后的注意事项及处理措施。

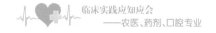

6.预防接种的发热和局部反应如何处理?

答:大多为一过性,在 24 小时内出现,主要表现为发热和局部红肿、疼痛,可伴有食欲减退、全身不适、乏力等。多数儿童的反应是轻微的,一般持续 2～3 天自行消退,无须特殊处理,适当休息,多饮水即可。反应较重者,可对症处理,如物理降温、局部热敷等;反应严重者,如局部红肿持续扩大,高热不退,应到医院就诊。

7.预防接种的异常反应如何处理?

答:极少数儿童可能出现晕厥、过敏性休克、过敏性皮疹、血管神经性水肿等。一旦发生,应立即抢救或治疗。

8. 什么叫预防接种的偶合症?

答:预防接种的偶合症是指受种者正处于某种疾病的潜伏期,或者存在尚未发现的基础疾病,接种后巧合发病,因此,偶合症的发生与疫苗接种无关,仅是时间上的巧合。

四、营养和营养障碍疾病

1. 小儿能量的需求有何特点?

答:1 岁以内婴儿每千克体重每日需热量为 460KJ,以后每增长 3 岁,减去 42KJ,至 15 岁时为 200～250KJ/kg·d。

2. 5 个月牛乳喂养儿每天如何喂养?

答:5 个月婴儿体重 6kg,每天每千克体重需热量 110KJ,故每日应供给热量为 660KJ;用 8% 糖牛乳,每 100mL 牛乳产热110KJ,故需8%糖牛乳660mL。水分按每日每千克体重150mL计算,每日需水量为900mL,除去牛乳的量,每日需要喂水240mL。5个月小儿每日喂奶5次,故每次喂奶132mL,水分于每两次喂奶之间供给。

3. 试述牛乳喂养有什么缺点?

答:牛乳的主要缺点:蛋白质中含较多的酪蛋白,入胃后形成的凝块较大不易消化;含不饱和脂肪酸少,脂肪球大,缺乏脂肪酶,故较难消化吸收;含糖量较少,且以甲型乳糖为主,其可促进大肠埃希菌生长,易患腹泻。

4. 如何矫正牛乳喂养的缺点?

答:矫正牛乳喂养缺点的方法有:通过稀释(加水或米汤),可使酪蛋白含量降低;加糖可提高能量(每100ml牛乳加糖5~8g);煮沸3~4分钟能达到灭菌,同时使凝块变小,有利于消化。

5. 母乳喂养禁忌症有哪些?

答:母亲感染HIV、患有严重疾病如活动性肺结核、糖尿病、严重心脏病等应停止哺乳;新生儿患半乳糖血症等遗传代谢病。

6. 为什么乙肝病毒携带者并非哺乳禁忌?

答:乙型肝炎的母婴传播主要发生在临产或分娩时,是通过胎盘或血液传递的,因此乙肝病毒携带者并非哺乳禁忌。

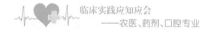

7. 人工喂养的注意事项有哪些?

答:选用适宜的奶嘴;测试奶液的温度;避免空气吸入;加强奶具卫生;及时调整奶量。

8. 人工喂养时应如何避免空气吸入?

答:喂哺时持奶瓶呈斜位,使奶嘴及奶瓶的前半部充满乳汁,防止婴儿在吸奶的同时吸入空气。喂哺完毕轻拍婴儿后背,促进其将吞咽的空气排出。

9. 人工喂养时应如何加强奶具卫生?

答:在无冷藏条件下,乳液应分次配制,每次配乳所用奶具等应洗净、消毒。

10. 婴儿喂养常出现的问题有哪些?

答:溢乳、母乳性黄疸、食物引入不当、能量及营养素摄入不足、换乳困难。

11. 婴儿喂养出现溢乳如何处理?

答:为减轻溢乳,可在喂哺后竖起拍背,将胃内空气排出,并保持其右侧卧位,头位略高,以利于胃排空,防止反流或吸入造成窒息。

12. 什么是母乳性黄疸?

答:母乳喂养的婴儿黄疸的发生率较配方乳喂养儿高。黄疸于生后 3～8 天出现,4～12 周消退,长者可持续 3 个月。停母乳 3～5 天黄疸可减轻或消退有助于诊断,一般不需要治疗。

13. 试述小儿辅食添加的原则是什么?

答:由少到多;由稀到稠;由细到粗;由一种到多种。

14. 小儿营养不良有哪些临床表现?

答:体重不增是营养不良的早期表现;继之体重下降,皮下脂肪逐渐减少以至消失;皮肤干燥、苍白、逐渐失去弹性,肌张力减低、肌肉萎缩。

15. 小儿营养不良的常见并发症有哪些?

答:营养性贫血、感染及自发性低血糖。

16. 婴幼儿体内维生素 D 来源有几个途径?

答:母体 – 胎儿的转运、食物中的维生素 D 及皮肤的光照合成。

17. 营养性维生素 D 缺乏性佝偻病的病因是什么?

答:围生期维生素 D 不足;日光照射不足;生长速度增快,需要量增加;维生素 D 摄入不足;疾病与药物的影响。

18. 活动早期佝偻病有何临床症状?

答:多见生后 3 个月左右小儿,无特异症状,主要表现为神经精神症状,如烦燥、夜惊、多汗(与室温、季节无关)导致常摇头擦枕,出现枕秃,这一时期没有骨骼的改变,所以积极尽早的治疗可避免骨骼畸形的发生。

19. 维生素 D 缺乏性佝偻病最可靠的早期诊断指标是什么?

答:血 25 – (OH) – VD_3 与 1, 25 – (OH) 2 – VD_3 水平下降。

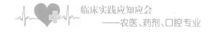

20. 维生素 D 缺乏性手足搐搦症发病的直接原因是什么?

答:发病的直接原因是血钙下降。

21. 维生素 D 缺乏性手足搐搦症抢救原则是什么?

答:保持呼吸道通畅,迅速控制惊厥或喉痉挛,迅速静脉补充钙剂,惊厥缓解后改为口服。

22. 如何判断小儿有活动期佝偻病?

答:活动期佝偻病临床表现主要为骨骼的改变:肌肉松弛和神经精神症状。3~6 个月佝偻病患儿多见的骨骼系统改变是颅骨软化,用拇指压之有乒乓球感。

23. 维生素 D 缺乏性佝偻病有哪些骨骼的改变?

答:颅骨软化、方颅、肋骨串珠样突起、"鸡胸样"畸形、肋膈沟、膝内翻("O"形)或膝外翻("X"形)样下肢畸形等。

五、新生儿及新生儿疾病

1. 足月儿如何定义?

答:指胎龄满 37 周至未满 42 周的新生儿。

2. 早产儿如何定义?

答:指胎龄 <37 周(<259 天)的新生儿。

3. 过期产儿如何定义?

答:指胎龄 ≥ 42 周(≧ 294 天)的新生儿。

4. 正常出生体重儿的定义是什么?

答:指出生体重为 2500~4000g 的新生儿。

5. 低出生体重儿的定义是什么?

答:指出生体重 <2500g 者。

6. 极低出生体重儿的定义是什么?

答:体重 <1500 克者。

7. 超低出生体重儿的定义是什么?

答:体重 <1000g 者。

8. 巨大儿的定义是什么?

答:指出生体重 >4000g 者,包括正常和有疾病者。

9. 高危儿的定义是什么?

答:高危儿指已发生或有可能发生危重情况而需要密切观察的新生儿,包括母亲异常妊娠史的新生儿、异常分娩的新生儿及出生时有异常的新生儿。

10. 正常足月儿外形特点是什么?

答:正常新生儿体重在 2500g 以上(约 3000g)、身长在 47cm 以上(约 50cm)哭声响亮,肌肉有一定张力,四肢屈曲,皮肤红润,胎毛少,耳壳软骨发育好,指(趾)甲达到或超过指(趾)端,乳晕清楚,乳头突起,乳房可扪到结节,整个足底有较深的足纹,男婴睾丸下降,女婴大阴唇覆盖小阴唇。

11. 早产儿特点是什么?

答:早产儿体重大多在 2500g 以下,身长不到 47cm,哭声轻,颈肌软弱,四肢肌张力低下,皮肤红嫩,胎毛多,耳壳

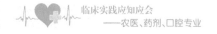

软,指(趾)甲未达指(趾)端,乳晕不清、足底纹少,男婴睾丸未降或未完全下降,女婴大阴唇不能盖住小阴唇。

12. 新生儿特殊的生理状态有哪些?

答:生理性黄疸、生理性体重下降、口腔黏膜改变、生理性乳腺肿大及假月经。

13. 新生儿重症监护的对象有哪些?

答:(1)需要进行呼吸管理的新生儿;(2)病情不稳定、需要急救的新生儿;(3)胎龄<30周、生后48小时内,或胎龄<28周、出生体重<1500克的所有新生儿;(4)大手术后,尤其是术后24小时内的患儿;(5)严重器官功能衰竭及需要全胃肠外营养、换血者。

14. 新生儿缺氧的病因是什么?

答:围生期窒息;反复呼吸暂停;严重的呼吸系统疾病;右向左分流型先天性心脏病等。

15. 新生儿长期给氧应注意什么?

答:(1)掌握适应症:氧疗法应该用于有缺氧、发绀、窒息、惊厥等症状的患儿;(2)密切观察病情变化:吸氧过程中一旦呼吸困难好转和青紫减轻,就应减小氧流量和输氧浓度;尽可能用间歇给氧,防止持续长期吸入高浓度氧,以防发生氧中毒;(3)用鼻导管给氧时,氧流量1~2L/min,氧浓度25~30%;严重缺氧者,氧流量5升/分。冬天,温化瓶内水可加温,温热的氧能减少对呼吸道黏膜的刺激。注意保持呼吸道和氧导管通畅;(4)及时测定血气指标,尽可能用最低浓度给氧,使氧分压维持在 50～80mmHg;(5)观察并记录呼吸频率及节律、体温、面色和肤色、尿量;(6)严格执行消毒隔离技术,防止肺部感染。

16. 新生儿颅内出血最常见的原因是什么?

答:主要是缺氧或产伤所致。

17. 新生儿颅内出血有哪些临床症状?

答:颅内出血的临床症状与出血部位、出血程度有关。主要表现为中枢神经系统的兴奋、抑制症状,多在出生后 3 天内出现。早期为兴奋症状,如烦躁、脑性尖叫、惊厥等。随着病情发展,则出现抑制状态,如嗜睡、昏迷、肌张力低下、拥抱反射减弱或消失等。

18. 新生儿颅内出血有哪些临床体征?

答:常有面色苍白、青紫,前囟饱满或隆起,双眼凝视,瞬目,双瞳孔大小不等或固定,对光反射消失,呼吸不规则或暂停等表现。

19. 新生儿败血症的临床表现有哪些?

答:有感染诱因的前提下,新生儿可出现以下症状:

(1)体温改变:可有发热或低体温;(2)少吃、少哭、少动、面色欠佳、四肢凉、体重不增或增长缓慢;(3)黄疸:有时是败血症的唯一表现,严重时可发展为胆红素脑病;(4)休克表现:四肢冰凉,伴花斑,股动脉搏动减弱,毛细血管充盈时间延长,血压降低,严重时可有弥漫性血管内凝血(DIC)。

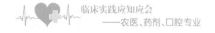
20. 试述新生儿败血症最常见的并发症有哪些?

答:以化脓性脑膜炎最为常见。

21. 何为胆红素脑病?

答:当某些诱因作用下或患某些疾病时黄疸加重,发展成为病理性黄疸,严重者可发生胆红素脑病(指血清未结合胆红素透过血—脑脊液屏障使大脑神经核黄染、出现神经系统症状)。

22. 新生儿破伤风抢救关键是什么?

答:控制痉挛是治疗本病的关键。

23. 新生儿破伤风治疗的原则是什么?

答:新生儿破伤风的治疗原则为:控制痉挛、保证营养及预防感染。疾病初期的控制痉挛尤为重要。

24. 新生儿硬肿症最重要的治疗措施是什么?

答:新生儿硬肿症最重要的治疗措施是逐渐复温。

25. 新生儿病理性黄疸的指征有哪些?

答:新生儿病理性黄疸的指征:黄疸出现过早,生后 24 小时内即出现;黄疸程度过重:足月儿血清胆红素 > 221 μmol/L,早产儿血清胆红素 > 257 μmol/L;持续时间久:足月儿 > 2 周,早产儿 > 4 周。

六、遗传性疾病

1. 如何做好遗传病的预防？

答：携带者的检出；医学遗传咨询；产前诊断；出生缺陷监测和预防。

2. 21——三体综合征的临床表现有哪些？

答：特殊面容、智能低下和生长发育迟缓，并可伴有多种畸形。

七、消化系统疾病

1. 从解剖结构上解释为什么婴儿容易溢乳？

答：婴儿胃呈水平位，贲门括约肌发育不完善、关闭作用差。

2. 从解剖结构上解释为什么小儿容易出现呕吐？

答：小儿幽门括约肌发育较好，但由于植物神经调节功能不成熟，易引起幽门痉挛而产生呕吐。

3. 从解剖结构上解释为什么小儿容易发生肠套叠？

答：因肠管及肠系膜较长，肠管游离度大，固定差，易发生肠套叠。

4. 从解剖结构上解释为什么小儿容易发生腹泻？

答：婴儿消化系统发育不成熟，对食物耐受力差，但因生

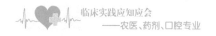

长发育快,需要营养物质相对较多,致消化道负担较重。加之血清免疫球蛋白较成人低,胃肠道分泌型 IgA 较低,易腹泻。

5. 什么是混合溶液? 如何评估其张力?

答:混合溶液由各种等张溶液按不同比例配制而成。一般将溶液中电解质所具有的渗透压看作是溶液的张力,即等张含钠液占混合液体量的几分之几,混合液即为几分之几张。

6. 2∶1 等张含钠溶液由什么组成其张力与适应症是什么?

答:2∶1 等张含钠溶液由 2 份生理盐水、1 份 1.4% 碳酸氢钠液组成1 张。用于扩充血容量及纠正酸中毒。

7.3∶2∶1 溶液由什么组成其张力与适应症是什么?

答:3∶2∶1 溶液由 3 份 5% ~10% 葡萄糖液,2 份生理盐水、1 份 1.4% 碳酸氢钠液组成 1/2 张。适用于等渗性脱水补充累积损失量的需要。

8.4∶3∶2 溶液由什么组成? 其张力与适应症是什么?

答:4∶3∶2 溶液由 4 份生理盐水、3 份 5% ~10% 葡萄糖液、2 份 1.4% 碳酸氢钠液组成 2/3 张。适用于低渗性脱水补充累积损失量的需要。

9. 什么是口服补液盐(ORS)?

答:是世界卫生组织推荐的治疗急性腹泻脱水有优异疗效的药物,处方组成合理,方便高效,其纠正脱水的速度优于静脉滴注。

10. 口服补液盐(ORS)的组成是什么?

答:其组成为:氯化钠3.5g、碳酸氢钠2.5g或枸橼酸钠2.9g、氯化钾1.5g、无水葡萄糖20g。此配方临用前加凉开水1000mL。此口服液是2/3张溶液,钾浓度为0.15%。

11. 如何确定不同年龄小儿插胃管的长度?

答:新生儿食管长约10cm,1岁时11~12cm,5岁时16cm,学龄儿童20~25cm。临床插胃管常以鼻尖至耳垂的距离加上食管长度作为插入长度。

12. 什么叫生理性腹泻?

答:多见于6个月以内的婴儿,外观虚胖,常有湿疹,表现为生后不久即出现腹泻,但除大便次数增多外,无其他症状,食欲好,不影响生长发育,添加换乳期食物后,大便逐渐转为正常。

13. 儿童腹泻的治疗原则是什么?

答:合理饮食,维持营养;迅速纠正水、电解质平衡紊乱;控制肠道内外感染;对症治疗加强护理、防治并发症;避免滥用抗生素。

14. 小儿不同程度脱水丢失的体液占体重的比例是多少?

答:轻度占体重5%以下,中度占体重5%~10%,重度占体重10%以上。

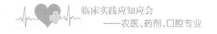
15. 小儿液体疗法的补液原则是什么?

答:先盐后糖,先浓后淡,先快后慢,见尿补钾,见惊补钙,严密观察。

16. 婴儿腹泻有明显周围循环障碍者,扩容宜选用什么?

答:婴儿腹泻有明显的周围循环障碍者,不论任何性质的脱水,先用2:1等张含钠液20mL/kg,总量不超过300mL,在30~60分钟内经静脉缓慢推注或快速滴注,以扩充血容量。

17. 小儿不同程度脱水第一天补液总量是多少?

答:轻度脱水90~120mL/kg;中度脱水120~150mL/kg;重度脱水150~180mL/kg。

八、呼吸系统疾病

1. 试述小儿呼吸道有什么解剖特点及临床意义?

答:(1)婴幼儿呼吸道管腔狭窄,黏膜柔嫩,血管丰富,易于感染。炎症时易引起充血水肿而致鼻、喉、细支气管等阻塞,出现呼吸困难。

(2)婴幼儿耳咽管相对较短、宽、直、呈水平位,鼻咽及咽后壁淋巴组织发达,易致中耳炎;腺样体肥大及咽后壁脓肿,但副鼻窦发育较差,较少发生副鼻窦炎。

(3)气管、支气管腔相对狭窄,软骨柔软,缺乏弹力组

188

织、粘液腺分泌不足,纤毛运动较差,不能很好地清除微生物;由于右侧支气管由气管直接延伸,异物易进入右侧支气管。

(4)肺弹力组织发育较差,血管丰富,间质发育旺盛,肺泡数量较少,造成肺含血量多而含气量相对较少,易于感染,常出现肺炎。

2. 小儿肺炎为何易发生心力衰竭?

答:(1)小儿的心肌纤维细,结缔组织和弹力纤维少,但小儿代谢旺盛,心脏负担相对较大;(2)肺炎时高热、缺氧和感染更增加了心脏的负荷;(3)假如小儿原有先天性心脏病、佝偻病等其他疾病,平时心脏负担已重,一旦发生肺炎,就更容易引起心衰。

3. 婴幼儿高热应采取哪些急救处理?

答:(1)宽衣解包去除体表散热的障碍;(2)首选物理降温;(3)应用小剂量解热镇痛药或冬眠药;(4)必要时给予吸氧、输液、抗感染等综合治疗措施。

4. 如何判断小儿呼吸急促?

答:幼婴 <2 个月,呼吸 ≥60 次/分;2~12 个月以下,呼吸 ≥50 次/分;1~5 岁以下,呼吸 ≥40 次/分。

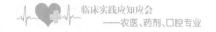
九、泌尿系统疾病

1. 何谓小儿"少尿"与"无尿"的诊断标准?

答:婴幼儿一昼夜尿量 < 200mL,学龄前儿童 < 300mL,学龄儿童 < 400mL 为少尿。一昼夜尿量 < 50mL 为无尿。

2. 急性肾炎患儿应如何合理休息?

答:起病 1~2 周内不论病情轻重均应卧床休息,以减少严重病例的发生。一旦水肿消退、肉眼血尿消失,血压正常,即可逐渐下床活动或户外散步。血沉接近正常后可恢复上学,但应避免剧烈活动,直至阿迪氏计数正常才能参加体育锻炼。

第十三章
女性生殖系统

一、女性生殖系统解剖

1. 女性内生殖器有哪些?

答:女性内生殖器包括阴道、子宫、输卵管及卵巢。

2. 子宫峡部的特点是什么?

答:位于子宫体和子宫颈之间。非孕期长约1cm,上端称解剖学内口,下端称组织学内口。

3. 直肠子宫陷凹的特点是什么?

答:为盆腔最低部位,临床上可经此处穿刺或引流。

4. 子宫体与子宫颈的比例是多少?

答:成人为2∶1,婴儿期1∶2,青春期1∶1。

5. 固定子宫的韧带有哪几条?

答:有4条,分别是圆韧带、阔韧带、主韧带及子宫骶骨韧带。

6. 子宫的位置靠什么组织维持?

答:主要靠子宫韧带及骨盆底组织支托维持。

7. 女性生殖器官的血液供应来源于什么?

答:女性内外生殖器官的血液供应主要来自卵巢动脉、

191

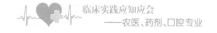

子宫动脉、阴道动脉及阴部内动脉。

8. 临床上低位截瘫的产妇为什么能自然分娩?

答:子宫平滑肌有自律活动,完全切除其神经后仍能有节律收缩,完成分娩活动。

9. 骨盆由什么组成?

答:骨盆是由骶骨、尾骨和两块髋骨所组成。

10. 骨盆的分界是什么?

答:前方为耻骨联合上缘,两侧为髂耻线,后方以骶岬上缘为界,将骨盆分出真骨盆及假骨盆。

11. 内生殖器的邻近器官有哪些?

答:包括尿道、膀胱、输尿管、直肠及阑尾。

二、女性生殖系统生理

1. 女性一生分哪几期?

答:新生儿期、儿童期、青春期、性成熟期、绝经过渡期、绝经后期。

2. 青春期到来的标志是什么?

答:月经来潮。

3. 卵巢的功能是什么?

答:产生卵子和性激素。

4. 排卵是什么时间?

答:发生在下次月经来潮前 14 天。

5. 卵巢分泌的激素有哪些?

答:主要有雌激素、孕激素及少量的雄激素。

6. 孕激素对体温有什么作用?

答:使体温升高 0.3 ~ 0.5℃。

7. 子宫内膜的周期变化有哪些?

答:分为 3 期,分别是增生期、分泌期及月经期。

8. 子宫内膜呈增生期变化的原因是什么?

答:雌激素使子宫内膜呈增生期变化。

9. 月经血的主要特征是什么?

答:暗红色,不凝固血。

10. 宫颈粘液有哪些周期性的变化?

答:排卵前,雌激素使宫颈粘液分泌量增加,变稀薄,拉丝度较长,涂片检查可见羊齿状结晶。排卵后,孕激素使粘液分泌量减少,变稠,拉丝易断,涂片检查见椭圆体。

11. 月经周期的调节轴是什么?

答:下丘脑—垂体—卵巢轴。

三、妊娠生理

1. 临床上妊娠从什么时候算起?

答:从末次月经的第一天算起。

2. 胎儿附属物的包括哪些?

答:包括胎盘、胎膜、脐带及羊水。

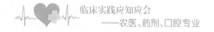
3. 胎盘有哪些功能？

答:胎盘的功能包括气体交换、供应营养物质、排泄作用、防御作用、免疫功能、合成功能。

4. 绒毛膜促性腺激素 HCG 的特点是什么？

答:受精后 10 天可在孕妇尿或血中测出,孕 8～10 周血清浓度达高峰。

5. 妊娠足月时羊水量是多少？

答:800ml。

5. 胎盘由什么组成？

答:由底蜕膜、叶状绒毛膜及羊膜组成。

6. 什么是胚胎？

答:受精后 8 周内的组织。

7. 孕期子宫的变化有哪些？

答:子宫体积增大变软,并轻度右旋;峡部拉长形成子宫下段;宫颈充血、水肿,呈紫蓝色。

8. 孕期血容量有哪些变化？

答:孕 6～8 周起血容量开始增加,孕 32～34 周达高峰,约增加 30%～45%,平均增加 1500mL。

四、妊娠诊断

1. 早中晚孕如何划分？

答:妊娠 12 周末以前称早期妊娠;第 13～27 周末称中

期妊娠;第 28 周及其以后称晚期妊娠。

2. 什么是早孕反应?

答:约半数妇女于停经 6 周左右出现畏寒、头晕、乏力、恶心、晨起呕吐、嗜睡、流涎、食欲不振、喜食酸物或厌油腻等症状,称早孕反应。

3. 早孕最早出现的症状是什么?

答:停经。

4. B 超检查如何确诊妊娠?

答:停经 5 周,在增大的子宫腔中可见到妊娠环,停经 8 周在妊娠环内可见到有节律的胎心博动,可确诊早期妊娠。

5. 正常胎动的特点是什么?

答:孕妇于妊娠 18～20 周开始自觉胎动,每小时约 3～5 次,每 12 小时不少于 10 次。

6. 正常胎心率的特点是什么?

答:妊娠 18～20 周经孕妇腹壁能听到,似钟表"滴答"声,110～160 次/分。

7. B 超检查一般在什么时候可筛查胎儿畸形?

答:孕 18～24 周。

8. 胎方位的定义是什么?

答:胎儿先露部的指示点与母体骨盆前、后、左、右、横的关系称胎方位,简称胎位。

9. 胎先露的定义是什么?

答:最先进入母体骨盆入口的胎儿部分,称胎先露。

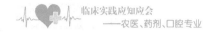

五、孕期监护及保健

1. 如何安排产前检查的时间?

答:第一次产前检查在确诊早孕时开始。妊娠 20 周起进行系列产前检查,妊娠 20～36 周期间每 4 周检查一次,妊娠 36 周起每周检查一次,共做 9 次产前检查。

2. 预产期的推算方法是什么?

答:从末次月经第一日算起,月份减 3 或加 9,日数加 7(若以农历计算,月份计算方法相同,日加 15)。

3. 枕先露在哪听诊胎心音?

答:在脐下左(右)侧。

4. 臀先露在哪听诊胎心音?

答:在脐上左(右)侧。

5. 肩先露在哪听诊胎心音最清楚?

答:在脐部下方听得最清楚。

6. 骶耻外径正常值是什么?

答:18～20cm。

7. 出口横径正常值是什么?

答:8.5～9.5cm。

8. 坐骨棘间径正常值是什么?

答:10cm。

9. 我国现阶段采用的围生期定义是什么?

答:从妊娠满 28 周(胎儿体重≥1000g 或身长≥35cm)至产后 1 周。

10. 如何指导孕妇数胎动?

答:自妊娠 28 周开始,每日早、中、晚各数胎动 1 小时,三者相加再乘以 4,即为 12 小时胎动计数。

11. 胎心早期减速,代表什么?

答:大多为宫缩时胎头受压,脑血流量一过性减少所致。

12. 胎心变异减速,代表什么?

答:可能为宫缩时脐带受压,兴奋迷走神经引起。

13. 胎心晚期减速,代表什么?

答:是胎盘功能减退,胎儿缺氧的表现。

14. 无应激试验(NST)有反应型,说明什么?

答:说明胎儿储备能力良好。

15. NST 试验无反应型,说明什么?

答:说明胎儿储备能力差,应尽快查找原因。

16. 缩宫素激惹试验(OCT 试验)阳性是什么意思?

答:OCT 试验阳性指宫缩后反复出现晚期减速,胎动后无胎心率增快,提示胎盘功能减退。

六、正常分娩

1. 什么是早产?

答:妊娠满 28 周至不满 37 足周间分娩者称早产。

2. 什么是足月产?

答:妊娠满 37 周至不满 42 足周间分娩者称足月产。

3. 什么是过期产?

答:妊娠满 42 周及其后分娩者称过期产。

4. 影响分娩的四因素是哪些?

答:产力、产道、胎儿、精神心理因素。

5. 正常宫缩特点是什么?

答:节律性、对称性和极性、缩复作用。

6. 肛提肌收缩力的作用是什么?

答:协助胎儿内旋转及胎头仰伸。

7. 骨盆入口平面的特点是什么?

答:呈横椭圆形,入口横径 13cm,入口前后径 11cm。

8. 骨盆最小平面的特点是什么?

答:呈纵椭圆形,最小平面横径 10cm。

9. 骨盆出口平面的特点是什么?

答:由两个三角形组成,共用一底边,出口横径 8.5 ~ 9.5cm,前矢状径 6cm,后矢状径 9cm。

10. 双顶径正常值是多少?

答:平均为 9.3cm。

11. 枕下前囟径正常值是多少?

答:平均 9.5cm。

12. 子宫下段是由谁发展而来?

答:子宫峡部非孕阶段长 1cm,怀孕后可拉长至 7 ~ 10cm,形成子宫下段。

13. 什么是衔接?

答:胎头双顶径进入骨盆入口平面,颅骨最低点接近或达到坐骨棘水平,称衔接。

14. 衔接的时间是多少?

答:初产妇多在预产期前 1 ~ 2 周内胎头衔接,经产妇多在分娩开始后胎头衔接。

15. 分娩机制包含哪些动作?

答:衔接、下降、俯屈、内旋转、仰伸、复位及外旋转、胎儿娩出。

16. 哪个动作贯穿于整个分娩过程?

答:下降。

17. 先兆临产最可靠的征象是什么?

答:见红。

18. 临产的诊断是什么?

答:临产开始的重要标志是有规律且逐渐增强的子宫收缩,持续 30 秒以上,间歇 5 ~ 6 分钟,同时伴随进行性子宫颈

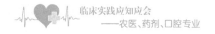
管消失、子宫颈口扩张和胎先露部下降。

19. 分娩过程分几个产程?

答:3个产程,分别是宫颈扩张期、胎儿娩出期、胎盘娩出期。

20. 第一产程的时间特点是什么?

答:第一产程是从规律宫缩到宫口开全。初产妇约需11～12小时;经产妇约需6～8小时。

21. 第二产程的时间特点是什么?

答:第二产程是从宫口开全到胎儿娩出。初产妇约需1～2小时;经产妇不超过1小时。

22. 第三产程的时间特点是什么?

答:第三产程是从胎儿娩出到胎盘娩出。约需5～15分钟,不超过30分钟。

23. 第一产程胎心听诊如何安排?

答:潜伏期,每隔1～2小时听胎心一次,活跃期,每15～30分钟听胎心一次。宫缩间歇期听诊。

24. 胎膜破裂时要注意哪些事项?

答:应立即听胎心;观察羊水性状、颜色和流出量;记录破膜时间。若先露为头,羊水呈黄绿色,混有胎粪,应立即行阴道检查。

25. 正常分娩胎膜自然破裂多发生在什么时候?

答:多发生在第一产程末,宫口近开全时。

26. 第二产程胎心听诊时间如何安排?

答:每隔 5 ~ 10 分钟听胎心一次,宫缩间歇期听诊。

27. 产妇什么时候进产房?

答:初产妇宫口开全、经产妇宫口扩张 4cm 时,应将产妇送至产房。

28. 胎儿娩出后的首要处理是什么?

答:清理呼吸道。

29. 新生儿阿普加评分标准有哪几项?

答:包括心率、呼吸、肌张力、喉反射及皮肤颜色 5 项。

30. 胎盘剥离征象有哪些?

答:(1)宫体变硬呈球形;(2)阴道口外露的脐带自行延长;(3)阴道少量流血;(4)用手掌尺侧在产妇耻骨联合上方轻压子宫下段时,宫体上升而外露的脐带不再回缩。

七、正常产褥

1. 产褥期时间是多少?

答:一般 6 周。

2. 产褥期子宫下降速度如何?

答:平均每天下降 1 ~ 2cm,产后 10 日降入骨盆腔内,产后 6 周恢复正常大小。

3. 产褥期子宫颈口什么时间关闭?

答:产后 1 周宫颈内口关闭,产后 4 周恢复正常形态。

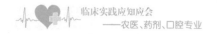

4. 产后乳房的变化有哪些?

答:主要为泌乳。

5. 产后卵巢功能什么时间恢复?

答:不哺乳的产妇一般在产后 6~10 周月经复潮,产后 10 周左右恢复排卵;哺乳产妇一般在产后 4~6 个月排卵并月经复潮。

6. 什么是恶露?

答:胎盘娩出后残留在子宫腔内的蜕膜变性、坏死、脱落,伴有血液、宫颈黏液等物质经阴道排出,称恶露。

7. 血性恶露的特点是什么?

答:血性恶露色鲜红,量多,持续 3~4 日。

8. 浆液性恶露的特点是什么?

答:浆液性恶露色淡红,似浆液,持续约 10 日。

9. 白色恶露的特点是什么?

答:白色恶露色泽较白,黏稠,持续 2~3 周。

10. 产后会阴水肿患者如何护理?

答:可用 50% 硫酸镁液湿热敷,产后 24 小时后可用红外线照射外阴。

11. 会阴侧切患者的休息体位是什么?

答:取健侧卧位。

12. 会阴伤口几天拆线?

答:一般产后 3~5 日拆线。若伤口感染化脓,应提前拆线引流。

13. 产后什么时间开始哺乳?

答:产后半小时内开始哺乳。

八、病理妊娠

1. 早期流产的主要原因是什么?

答:胚胎染色体异常。

2. 流产的主要临床表现是什么?

答:停经后阴道流血和腹痛。

3. 先兆流产的临床表现有哪些?

答:少量阴道流血,伴轻度下腹痛或腰背痛,无妊娠物排出;妇科检查宫颈口未开,子宫大小与停经周数相符。

4. 先兆流产与难免流产的主要鉴别点是什么?

答:宫口是否扩张。

5. 最容易引起 DIC 的流产是哪型?

答:稽留流产。

6. 各型流产的处理原则是什么?

答:先兆流产—保胎;难免流产—尽早清除宫腔内容物;不全流产—止血、抗休克、抗感染;完全流产——般不需处理。

7. 宫颈内口松弛患者的处理方法是什么?

答:孕 14 ~18 周行宫颈内口环扎术。

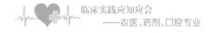

8. 早产临产的诊断是什么?

答:指规律宫缩(20 分钟 ≥4 次或 60 分钟 ≥8 次);伴颈管缩短 ≥80%;宫颈口扩张 1cm 以上。

9. 早产的处理原则是什么?

答:胎膜完整的情况下尽量保胎至孕 34 周。

10. 临床常用促胎肺成熟的药物是什么?

答:首选地塞米松。

11. 过期妊娠处理的关键是什么?

答:核准孕周和判断胎盘功能是处理的关键。

12. 过期妊娠的处理原则是什么?

答:对妊娠 41 周以后的孕妇终止妊娠。

13. 输卵管妊娠破裂多见什么部位?

答:输卵管峡部。

14. 输卵管妊娠最多见的部位是哪儿?

答:输卵管壶腹部。

15. 输卵管妊娠的主要病因是什么?

答:慢性输卵管炎。

16. 输卵管妊娠最突出的症状是什么?

答:停经后腹痛。

17. 异位妊娠诊断的金标准是什么?

答:腹腔镜。

18. 异位妊娠诊断的基本标准是什么?

答:血 HCG > 2000IU/L,超声未见宫内妊娠囊,诊断基本成立。

19. 妊娠高血压疾病的基本病理是什么?

答:全身小动脉痉挛。

20. 妊娠高血压疾病的主要临床表现是什么?

答:主要临床表现为高血压,较重时出现蛋白尿,严重时发生抽搐。

21. 子痫前期轻度的临床表现是什么?

答:孕 20 周后出现收缩压 ≥140mmHg 或舒张压 ≥90mmHg,尿蛋白≥0.3 克/天,或随机尿蛋白(+)。

22. 子痫前期重度的临床表现是什么?

答:出现下列情况之一可诊断为重度子痫前期:(1)收缩压≥160 mmHg 或舒张压≥110mmHg;(2)尿蛋白≥5 克/天,或随机尿蛋白(+ + +);(3)持续性头痛或视觉障碍;(4)持续性上腹部疼痛;(5)肝功能异常;(6)肾功能异常;(7)低蛋白血症伴胸腔积液或腹腔积液;(8)血液系统异常;(9)心力衰竭;(10)胎儿生长受限或羊水过少。

23. 子痫前期的治疗原则是什么?

答:治疗原则为解痉、镇静、降压,合理扩容及利尿,适时终止妊娠。

24. 解痉的首选药物是什么?

答:硫酸镁。

25. 使用硫酸镁的注意事项有哪些?

答:用药前膝反射必须存在;呼吸不能少于 16 次/分;尿

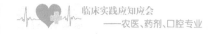

量不少于 25mL/h;备好镁离子拮抗剂 10% 葡萄糖酸钙 10mL。

26. 硫酸镁最早出现的毒性反应是什么?

答:膝反射消失。

27. 子痫的处理原则是什么?

答:控制抽搐,纠正缺氧和酸中毒,控制血压,抽搐控制后终止妊娠。

28. 前置胎盘的典型症状是什么?

答:妊娠晚期无痛性阴道流血。

29. 前置胎盘如何分类?

答:分 3 类,完全性前置胎盘、部分性前置胎盘及边缘性前置胎盘。

30. 目前前置胎盘终止妊娠的主要方法是什么?

答:剖宫产。

31. 胎盘早剥的诱因是什么?

答:妊娠高血压疾病 ,尤其是重度子痫前期、慢性高血压、慢性肾病或全身血管病变的孕妇,胎盘早剥的发病率高。

32. 胎盘早剥的基本病理是什么?

答:主要病理变化是底蜕膜出血。

33. Ⅰ度胎盘早剥的主要表现有哪些?

答:腹痛无或轻微,以外出血为主。腹部检查子宫软,大小与孕周相符,胎位清,胎心音清。

34. Ⅱ度胎盘早剥的主要表现有哪些?

答:突发的持续性腹痛、腰痛或腰背痛,无阴道出血或量少,贫血程度与阴道流血量不符。腹部检查子宫大于孕周,宫缩有间歇,胎位可及,胎儿存活。

35. Ⅲ度胎盘早剥的主要表现是什么?

答:出现失血性休克表现。腹部检查子宫板状硬,宫缩间歇时不放松,胎位不清,胎心音消失。

36. 胎盘早剥的处理原则是什么?

答:纠正休克,及时终止妊娠,防治并发症。

37. 胎盘早剥最常见的并发症是什么?

答:弥散性血管内凝血。

38. 死胎定义是什么?

答:妊娠 20 周后胎儿在子宫内死亡,称为死胎。

39. 胎死宫内多久易引起弥散性血管内凝血?

答:4 周以上。

40. 死胎的处理原则是什么?

答:一经确诊,尽快引产。应详细询问病史,建议尸体解剖,尽量寻找病因,做好产后咨询。

41. 急性胎儿窘迫最早期、最明显的临床表现是什么?

答:胎心率改变。

42. 慢性胎儿窘迫最早的信号是什么?

答:胎动减少。

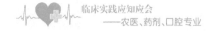
43. 胎膜早破的主要症状是什么?

答:有液体自阴道流出,不能控制。

44. 胎膜早破患者休息采用何体位?

答:臀高侧卧位。

九、妊娠合并症

1. 妊娠合并心脏病患者最易发生心力衰竭是何时间?

答:妊娠 32～34 周、分娩期及产后 3 日内。

2. 心功能几级的患者适合妊娠?

答:心功能Ⅰ–Ⅱ级可以妊娠。

3. 妊娠合并心脏病不宜妊娠者应在什么时候终止妊娠?

答:妊娠 12 周前终止妊娠。

4. 妊娠合并心脏病患者什么时候入院待产?

答:提前至孕 36～38 周入院待产。

5. 妊娠合并心脏病患者自然分娩的指征是什么?

答:心功能Ⅰ～Ⅱ级,胎儿不大,胎位正常,宫颈条件良好者可考虑自然分娩。

6. 妊娠合并心脏病患者不宜哺乳的指征是什么?

答:心功能Ⅲ～Ⅳ者不宜哺乳。

7. 糖尿病患者不宜妊娠的指征是什么?

答:有严重的心血管病史、肾功能减退或眼底有增生性

视网膜炎者,不宜妊娠。

8. 妊娠期糖尿病的筛查是何时间?

答:妊娠 24~28 周。

9. 妊娠合并糖尿病的分娩时间如何规定?

答:原则上尽量推迟终止妊娠的时间。孕妇血糖控制好,胎儿情况好,等待至妊娠 38~39 周终止妊娠。

10. 妊娠合并糖尿病对新生儿有何影响?

答:易导致新生儿呼吸窘迫综合征、新生儿低血糖。

11. 如何预防新生儿低血糖?

答:应在开奶的同时,定期滴服葡萄糖溶液。

十、异常分娩

1. 滞产的定义是什么?

答:总产程超过 24 小时。

2. 潜伏期延长的定义是什么?

答:潜伏期超过 16 小时。

3. 活跃期延长的定义是什么?

答:活跃期超过 8 小时。

4. 急产的定义是什么?

答:总产程 <3 小时。

5. 协调性宫缩乏力的特点是什么?

答:子宫收缩具有正常的节律性、对称性和极性,但收缩

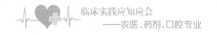

力弱,持续时间短,间歇期长且不规律,宫缩 <2 次/10 分钟。当宫缩高峰时,宫体隆起不明显,用手指压宫底部肌壁可出现凹陷。

6. 协调性宫缩乏力的处理原则是什么?

答:加强宫缩。

7. 缩宫素静脉滴注采用的方法是什么?

答:将缩宫素 2.5u 加于 0.9% 生理盐水 500mL 内,从 4 ~5 滴/分开始,通常不超过 60 滴/分,维持宫缩持续 40 ~ 60 秒,间隔 2 ~ 3 分钟。

8. 急产的处理方法是什么?

答:有急产史者在预产期前 1 ~ 2 周入院待产;临产后不能灌肠;提前做好接产及新生儿窒息抢救的准备;胎儿娩出时,嘱产妇勿向下用力;产后仔细检查产道有无裂伤并及时缝合;未消毒接产者,给予抗生素预防感染,必要时新生儿注射破伤风抗毒素 1500U 及维生素 K_1 10mg。

9. 异常骨盆分哪几类?

答:有 4 类,包括扁平骨盆、漏斗骨盆、均小骨盆及畸形骨盆。

10. 扁平骨盆的特点是什么?

答:骨盆入口平面前后径 <10cm,其他径线均正常。

11. 漏斗骨盆的特点是什么?

答:入口平面正常,中骨盆及出口平面存在狭窄。坐骨结节间径 <8cm,坐骨结节间径与出口后矢状径之和 <

15cm,耻骨弓<90°,坐骨切迹宽度<2横指。

12. 什么是均小骨盆？

答：骨盆每条径线比正常值≤2cm。

13. 持续性枕后位、枕横位易导致哪段产程延长？

答：主要导致活跃晚期及第二产程延长。

14. 异常胎位的纠正时间是什么时候开始？

答：孕30周后。

15. 臀先露的矫正方法有哪些？

答：有胸膝卧位、艾灸至阴穴及外倒转术。

十一、分娩期并发症

1. 先兆子宫破裂的四大主要临床表现是什么？

答：子宫病理缩复环、下腹部压痛、血尿、胎心率改变。

2. 先兆子宫破裂的处理原则是什么？

答：立即抑制宫缩,同时行剖宫产术。

3. 子宫破裂的处理原则是什么？

答：一旦确诊,无论胎儿是否存活,均应在抢救休克的同时行剖腹探查术。

4. 什么是产后出血？

答：胎儿娩出后24小时内出血量超过500mL,剖宫产时超过1000mL者称产后出血。

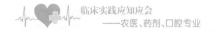

5. 产后出血最常见的病因是什么?

答:子宫收缩乏力。

6. 产后出血的高发是何时间?

答:产后 2 小时内。

7. 子宫收缩乏力性出血的特点是什么?

答:胎盘娩出后阴道大量出血,呈间歇性,血色暗红,有血凝块,检查子宫软,轮廓不清,按摩子宫后宫体变硬,出血减少。

8. 软产道裂伤性产后出血的特点是什么?

答:胎儿娩出后立即发生阴道出血,色鲜红,呈持续性,检查见产道裂伤,血自伤口流出。

9. 胎盘因素引起产后出血的特点是什么?

答:胎儿娩出 30 分钟后胎盘仍未娩出,阴道出血呈阵发性,血色暗红。

10. 不同原因产后出血的止血方法是什么?

答:宫缩乏力——加强宫缩;软产道裂伤——缝合裂伤;胎盘因素——协助胎盘娩出;凝血功能障碍——纠正凝血功能。

11. 羊水栓塞的临床表现是什么?

答:分娩过程中血压骤然下降,组织缺氧和消耗性凝血功能障碍。

12. 羊水栓塞的处理原则是什么?

答:一旦怀疑,立刻抢救,解除肺动脉高压,抗休克,防治

DIC 和肾衰竭等。

13. 羊水栓塞抢救的首选药物是什么?

答:糖皮质激素和盐酸罂粟碱。

14. 脐带脱垂如何诊断?

答:胎膜已破,胎心率出现异常,即应行阴道检查,在胎先露部旁或胎先露部下方以及阴道内触及脐带者,或脐带脱出于外阴者,即可确诊。

15. 如何处理脐带脱垂?

答:应立即抬高产妇臀部,并尽快终止妊娠。

十二、产褥感染

1. 什么是产褥感染?

答:产褥感染指分娩及产褥期生殖道受病原体感染,引起局部或全身的感染。

2. 什么是产褥病率?

答:产褥病率是指分娩 24 小时以后的 10 日内,用口表每日测量体温 4 次,连续两次体温升高达到或超过 38℃者。

3. 产褥感染最常见的病原体是什么?

答:β - 溶血性链球菌。

4. 产褥感染的三大主要症状是什么?

答:发热、疼痛、异常恶露。

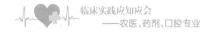
5. 产褥感染最常见的病理类型是什么?

答:急性子宫内膜炎和子宫肌炎。

十三、女性生殖系统炎症

1. 细菌性阴道病的诊断标准是什么?

答:下列 4 项中有 3 项阳性,即可诊断:(1)灰白色、均匀一致、稀薄白带;(2)线索细胞阳性;(3)阴道分泌物 PH > 4.5;(4)胺臭味试验阳性。

2. 细菌性阴道病的治疗原则是什么?

答:选用抗厌氧菌药物,如甲硝唑。

3. 外阴阴道假丝酵母菌病的主要传播途径是什么?

答:主要是内源性传播。

4. 外阴阴道假丝酵母菌病的主要临床表现是什么?

答:外阴奇痒,白带增多,检查见阴道壁有白色膜状物覆盖,擦去后见红肿黏膜面,甚至表浅溃疡。

5. 外阴阴道假丝酵母菌病的典型白带呈什么性状?

答:白色稠厚豆渣样或乳凝块状。

6. 外阴阴道假丝酵母菌病的好发于哪些人群?

答:孕妇、糖尿病患者、大量应用免疫抑制剂及接受大量雌激素治疗者、长期使用抗生素者。

7. 外阴阴道假丝酵母菌病的治疗原则是什么?

答:选用抗真菌药物治疗。

8. 滴虫性阴道炎的主要表现是什么?

答:白带增多及外阴瘙痒,检查见阴道壁充血、水肿,见散在出血点。

9. 滴虫性阴道炎的典型白带呈什么性状?

答:呈灰黄稀薄泡沫状白带,有臭味。

10. 如何诊断急性宫颈炎?

答:根据患者阴道分泌物增多,呈粘液脓性或棉拭子擦拭子宫颈管易诱发出血,分泌物镜检白细胞增多,即可诊断急性宫颈炎。

11. 慢性宫颈炎的治疗方法是什么?

答:无症状的生理性糜烂无需处理;有炎症表现的糜烂样改变及息肉以物理治疗为主。

12. 慢性宫颈炎物理治疗前要注意什么?

答:治疗前常规做宫颈癌筛查排除子宫颈癌。

13. 盆腔炎的常见症状有哪些?

答:轻者仅有下腹痛、阴道分泌物增多,重者可有发热或伴消化和泌尿系统症状。

14. 盆腔炎的常见体征有哪些?

答:宫颈举痛、子宫压痛及附件压痛。

15. 盆腔炎可引起哪些后遗症?

答:可引起不孕症、异位妊娠、慢性盆腔痛等后遗症。

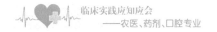

十四、女性生殖系统肿瘤

1. 子宫颈癌的好发部位在哪里?

答:宫颈外口鳞状上皮－柱状上皮交界处的移行带区。

2. 宫颈癌的早期症状是什么?

答:接触性出血。

3. 宫颈癌的筛查方式是什么?

答:宫颈刮片、TCT 检查。

4. 宫颈癌确诊的方法是什么?

答:宫颈活检。

5. 宫颈癌手术治疗适用于哪些患者?

答:适用于 Ia——IIa 期患者。

6. 子宫肌瘤可分为哪几类?

答:分为 3 类,包括肌壁间肌瘤、浆膜下肌瘤、黏膜下肌瘤。

7. 子宫肌瘤的最常见的症状是什么?

答:月经改变。

8. 子宫肌瘤的确诊方法?

答:B 超检查。

9. 子宫内膜癌的早期症状是什么?

答:绝经后的不规则阴道流血。

10. 子宫内膜癌的典型体征是什么?

答:绝经后子宫不萎缩或饱满。

11. 子宫内膜癌的确诊方法是什么?

答:分段诊断性刮宫。

12. 卵巢肿瘤的常见并发症有哪些?

答:蒂扭转、破裂、感染与恶变;以蒂扭转最多见。

13. 卵巢良性肿瘤有哪些特点?

答:病程长,肿瘤生长慢;病灶多单侧,活动,囊性,表现光滑,一般无腹水;患者一般情况好;B 超检查包块内见液性暗区,边界清楚。

14. 良性卵巢肿瘤的治疗原则是什么?

答:一经确诊,应尽早手术治疗。

十五、妊娠滋养细胞疾病

1. 葡萄胎的典型临床表现有哪些?

答:停经后不规则阴道流血和子宫异常增大。

2. 葡萄胎确诊后的治疗原则是什么?

答:清除宫腔内容物。

3. 葡萄胎患者清宫术后随访如何安排?

答:吸宫术后每周复查一次 HCG,直至持续三次均在正常水平。然后每月一次持续至少半年,以后每 2 个月一次共 6 个月,自第一次阴性后共计 1 年。

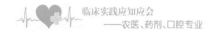

4. 葡萄胎随访内容是什么?

答:包括(1)询问病史:了解有无不规则阴道流血、咳嗽、咯血症状;(2)妇科检查:注意阴道有无紫蓝色结节,子宫大小、质地、黄素囊肿消退情况;(3)辅助检查:进行 HCG 测定,必要时作盆腔 B 超检查,胸部 X 线检查或 CT 检查。

5. 葡萄胎随访期间至少避孕是多久?

答:一年。

6. 侵蚀性葡萄胎与绒癌的主要病理区别是什么?

答:侵蚀性葡萄胎病理检查可见绒毛结构,而绒毛膜癌无绒毛结构。

7. 侵蚀性葡萄胎与绒癌的转移部位有哪些?

答:最多见的转移部位是肺,其次是阴道、脑。

8. 侵蚀性葡萄胎与绒癌的治疗原则是什么?

答:化疗为主,手术和放疗为辅。

9. 侵蚀性葡萄胎与绒癌的首选化疗药物是什么?

答:5－氟尿嘧啶。

十六、生殖内分泌疾病

1. 无排卵性功血多见于哪些人群?

答:青春期和绝经过渡期妇女。

2. 无排卵性功血的最常见的症状是什么?

答:子宫不规则出血。

3. 如需了解卵巢有无排卵或黄体功能是否健全,建议什么时候刮宫?

答:于经前期或月经来潮 6 小时内刮宫。

4. 子宫内膜脱落不全患者,建议什么时候刮宫?

答:在月经的第 5~6 天刮宫。

5. 不规则流血的患者,建议什么时候刮宫?

答:任何时候均可刮宫。

6. 黄体功能不全患者的主要症状是什么?

答:月经周期缩短,月经频发。

7. 子宫内膜不规则脱落的主要症状是什么?

答:月经周期正常,但经期延长。

8. 最常见的闭经是哪个类型?

答:下丘脑性闭经。

9. 下丘脑性闭经最常见的原因是什么?

答:精神、神经因素。

10. 孕激素试验阴性,表示什么?

答:孕激素试验无撤药性出血为阴性反应,说明患者体内雌激素水平低下,对孕激素无反应,应进一步作雌、孕激素序贯试验。

11. 雌孕激素序贯试验阴性,说明什么?

答:雌孕激素序贯试验无撤药出血为阴性,则提示子宫内膜病变,可诊断为子宫性闭经。

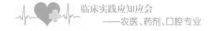
12. 检查卵巢功能最简单的方法是什么?

答:基础体温测定。

13. 绝经综合征的常见症状是什么?

答:月经紊乱。

14. 雌激素水平下降的典型症状是什么?

答:血管舒缩症状。

十七、子宫内膜异位症和子宫腺肌病

1. 子宫内膜异位症的好发部位有哪些?

答:多发于卵巢、宫骶韧带、直肠子宫陷凹等部位,以卵巢最多见。

2. 子宫内膜异位症的典型症状是什么?

答:继发性进行性加重的痛经。

3. 确诊子宫内膜异位症的最佳方法是什么?

答:腹腔镜。

4. 子宫腺肌病的主要临床表现是什么?

答:月经改变和进行性痛经;妇科检查子宫增大,质硬有压痛。

十八、女性生殖系统损伤性疾病

1. 子宫脱垂的主要原因是什么？

答：分娩损伤。

2. 子宫脱垂如何分度？

答：Ⅰ度轻：宫颈外口距处女膜缘小于4cm，但未达处女膜缘；

Ⅰ度重：宫颈外口已达处女膜缘，但未超过该缘，于阴道口能见到宫颈。

Ⅱ度轻：宫颈已脱至阴道口外，但宫体仍在阴道内；

Ⅱ度重：宫颈及部分宫体已脱出阴道口外。

Ⅲ度：宫颈及宫体全部脱至阴道口外。

3. 子宫脱垂以什么为分度标准？

答：以患者平卧用力向下屏气时子宫下降的最低点为分度标准。

十九、不孕症

1. 什么是不孕症？

答：凡婚后未避孕、有正常的性生活，同居12个月而未孕者，称不孕症。

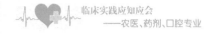

2. 女性不孕的最主要原因是什么?

答:输卵管因素。

3. 男性不孕的主要原因?

答:生精障碍与输精障碍。

二十、计划生育

1. 计划生育的基本要求是什么?

答:少生、优生、优育和适当晚婚晚育。

2. 活性节育器与惰性节育器的区别是什么?

答:活性节育器是以惰性节育器为载体,内含抗生育药物,如铜离子、激素等。

3. 宫内节育器 IUD 的使用禁忌证有哪些?

答:较严重的全身性疾病;生殖器炎症;月经频发、月经过多或不规则出血;宫颈过松、重度宫颈裂伤或重度子宫脱垂者。

4. 宫内节育器一般放置时间是什么时候?

答:月经干净后 3~7 天即可。

5. 正常分娩后多久适合放置宫内节育器?

答:产后 42 天恶露干净,会阴伤口愈合,子宫恢复正常即可。

6. 剖宫产后多久适合放置宫内节育器?

答:剖宫产后半年。

7. 节育器使用的副作用有哪些?

答:出血及腰酸、腹坠。

8. 放置节育器的并发症有哪些?

答:节育器嵌顿、节育器异位、感染。

9. 如何使用短效避孕药?

答:在月经来潮的第 5 天开始,每晚服用药 1 片,连服 22 天,不能间断。

10. 避孕药主要适用于什么人群?

答:较适用于 35 岁以下的不吸烟妇女。

11. 紧急避孕能否代替常规避孕?

答:紧急避孕仅适用于一次无保护性生活,不能代替常规避孕。

12. 我国应用最广的绝育方法是什么?

答:经腹输卵管结扎术。

13. 输卵管结扎术的手术时间是什么时候?

答:非孕妇女在月经干净后 3 ~ 4 日;人工流产或分娩后 48 小时内;哺乳期或闭经妇女应排除早孕后再行绝育术。

14. 临床常用的药流药物是什么?

答:米非司酮和米索前列醇。

15. 人工流产手术的方式如何选择?

答:妊娠 10 周内者采用负压吸宫术,10 ~ 14 周者采用钳刮术。妊娠 14 ~ 28 周者采用引产术。

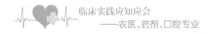

16. 什么是人流综合征?

答:人流综合征指受术者在人工流产术中或手术结束时出现心动过缓、心律紊乱、血压下降、面色苍白、出汗、头晕、胸闷,甚至发生昏厥和抽搐。

17. 人流综合征如何处理?

答:停止手术刺激;吸氧;静脉注射阿托品 1mg。

18. 新婚期推荐的避孕方法是什么?

答:复方短效避孕药、男用避孕套、外用避孕栓、薄膜等。

19. 哺乳期推荐的最佳避孕方法是什么?

答:男用避孕套。

20. 绝经过渡期推荐的避孕方法?

答:如已使用宫内节育器无不良反应者可继续使用到绝经后半年。也可采用男用避孕套。

第二篇
药　剂

第一章
药剂学

1. 药品的国家标准有哪些?

答:中华人民共和国药典、药品注册标准、局颁标准。

2. 四查十对的内容是什么?

答:(1)查处方,对科别、姓名、年龄;(2)查药品,对药名、剂型、规格、数量;(3)查配伍禁忌,对药品性状、用法用量;(4)查用药合理性,对临床诊断。

3. GMP 的含义是什么?

答:药品生产质量管理规范,是指药品生产全过程中,用科学、合理、规范化的条件和方法来保证生产优良药品的一套系统的、科学的管理规范。

4. 药物剂型的重要性是什么?

答:(1)改变药物的作用性质:如硫酸镁口服泻下,注射镇静;(2)改变药物的作用速度:如注射与口服、缓释、控释;(3)降低(或消除)药物的毒副作用:如缓释与控释;(4)产生靶向作用:如脂质体对肝脏及脾脏的靶向性;(5)可影响疗效:如不同的剂型生物利用度不同。

5. 洁净区的分级是什么?

答:A 级、B 级、C 级、D 级。A 级、B 级相当于 1 百级,A

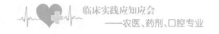

级的背景环境更高、要求更严;C 级相当于 1 万级,D 级相当于 10 万级。

6. 表面活性剂的作用有哪些?

答:增溶、乳化、湿润、助悬、起泡、消泡、去污、消毒、杀菌等。

7. 常用的防腐剂种类有哪些?

答:羟苯酯类(尼泊金)、苯甲酸及其盐(苯甲酸钠)、山梨酸及其盐(山梨酸钾、山梨酸钙)、季铵盐类、苯扎溴铵(新洁尔灭)、苯扎氯铵(洁尔灭)、醋酸氯己定(醋酸洗必泰)、聚维酮碘、苯酚、煤酚皂、福尔马林、乙醇。

8. 常用的软膏剂基质种类有哪些?

答:(1)油脂性基质:凡士林、固体石蜡、液状石蜡、二甲基硅油、羊毛脂、蜂蜡、鲸蜡、氢化植物油;(2)乳剂型基质:O/W 型(雪花膏)、W/O 型(冷霜);(3)水溶性基质:卡波姆、甘油明胶、淀粉甘油、PEG、纤维素类衍生物。

9. 眼膏剂常用基质有哪些?

答:凡士林 8 份,液状石蜡、羊毛脂各一份混合而成。

10. 液体制剂特点有哪些?

答:优点:分散度大、药效快;给药途径多,使用方便;易于分剂量;能减少某些药物的刺激性;某些固体药物制成液体制剂后,有利于提高生物利用度。缺点:分散度大,易引起药物的化学降解;水性药液容易霉变;携带、运输和贮存都不方便。

11. 增加药物溶解度的方法有哪些?

答:制成可溶解性盐;引入亲水基团;使用混合溶剂;加入助溶剂;加入增溶剂。

12. 根据 Stoke's 定律,哪些措施延缓混悬微粒沉降速度?

答:Stoke's 定律延缓微粒的沉降速度的措施有:减小混悬微粒的半径;减小微粒与分散介质之间的密度差;加入助悬剂,以增加分散介质的黏度。

13. 不同类型注射剂注射禁忌有哪些?

答:油溶液、复合溶剂注射剂、W/O 型乳剂注射剂、混悬液型注射剂不用于静脉和椎管注射,O/W 型乳剂注射剂不用于椎管注射。

14. 热原检查法及除去方法有哪些?

答:检查法:家兔发热试验法、细菌内毒素检查法(鲎试验法)。热原的除去方法:高温法、酸碱法、吸附法、离子交换法、凝胶滤过法、反渗透法。

15. 灭菌、防腐、消毒的含义是什么?

答:灭菌:用物理或化学方法将所有致病和非致病的微生物以及细菌的芽孢全部杀死。防腐:低温或化学药品防止和抑制微生物生长繁殖。消毒:物理或化学方法将病原微生物杀死。

16. 常用的灭菌法是什么?

答:热压灭菌法、流通蒸汽灭菌法、煮沸灭菌法、低温间歇灭菌法、火焰灭菌法、干热空气灭菌法、滤过除菌法、辐射

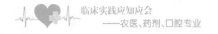
灭菌法、紫外线灭菌法、微波灭菌法、气体灭菌法(环氧乙烷、过氧乙酸、甲醛等)、药液灭菌法。

17. 热压火菌法灭菌条件是什么?

答:115℃(68kPa)/30min、121℃(98kPa)/20min、126℃(137kPa)/15min。

18. 常用的除菌滤器种类有哪些?

答:G_6号垂熔玻璃漏斗、0.22μm微孔滤膜。

19. 注射剂常用灭菌方法有哪些?

答:(1)1~5ml安瓿:流通蒸气100℃/30min;(2)10~20ml安瓿:流通蒸气100℃/45min;(3)对热稳定的安瓿剂:热压灭菌115℃/30min;(4)油溶剂注射剂:干热灭菌法(160~170℃/2h以上、170~180℃/1h);(5)输液剂:热压灭菌(玻璃瓶116℃/40min、塑料袋109℃/45min)。

20. 注射剂从配制到灭菌要在多长时间内完成?

答:小剂量注射剂8h,输液剂4h。

21. 制药用水的含义是什么?

答:制药用水是纯化水、注射用水、灭菌注射用水的统称。

22. 纯化水、注射用水、灭菌注射用水的用途有哪些?

答:纯化水:配制普通药物制剂或试验用水,不得用于注射剂的制备。注射用水:配制注射剂用的溶液。灭菌注射用水:用于注射灭菌用粉末的溶剂或注射液的稀释剂。

23. 什么是酸值、碘值、皂化值?

答:酸值:说明油中游离脂肪酸的多少,酸值高,质量差。碘值:说明油中不饱和键的多少,碘值高不适合做注射用油。皂化值:说明油中游离脂肪酸和结合成酯的脂肪酸的总量多少。

24. 注射剂常用的等渗调节剂是什么?

答:氯化钠、葡萄糖。

25. 输液剂的种类有哪些?

答:电解质输液、营养输液、血浆代用液、含药输液。

26. 注射剂的质量要求有哪些?

答:无菌、无热原、pH 值(pH4 ~ 9,椎管注射 pH7.4)、渗透压(不宜低渗,输液剂应为等渗或稍偏高渗,脊椎注射必须等渗)、澄明度、安全性、降压物质、稳定性、含量、色泽、杂质限度、装量差异限度等。

27. 需要进行不溶性微粒检查的注射剂种类有哪些?

答:静脉注射液、注射用无菌粉末、注射用浓溶液。

28. 滴眼剂的制备方法是什么?

答:无菌操作法。

29. 固体粉末的分级是什么?

答:(1)最粗粉:能全部通过一号筛,但混有能通过三号筛不超过 20% 的粉末。

(2)粗粉:能全部通过二号筛,但混有能通过四号筛不超过 40% 的粉末。

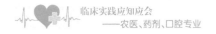
(3)中粉:能全部通过四号筛,但混有能通过五号筛不超过60%的粉末。

(4)细粉:能全部通过五号筛,并含能通过六号筛不少于95%的粉末。

(5)最细粉:能全部通过六号筛,并含能通过七号筛不少于95%的粉末。

(6)极细粉:能全部通过八号筛,并含能通过九号筛不少于95%的粉末。

30. 组分比例量相差悬殊药物的混合方法是什么?

答:"等量递增"混合法。

31. 常用的干燥方法有哪些?

答:常压干燥、减压干燥(真空干燥)、喷雾干燥、沸腾干燥(流化干燥)、冷冻干燥。

32. 制备颗粒剂时软材的标准是什么?

答:握之成团,触之即散。

33. 简述调配处方的程序是什么?

答:收方→审方→配药→包装和贴签→复核→发药。

34. 压片过程的三大要素是什么?

答:流动性、压缩成形性、润滑性。

35. 包衣的目的是什么?

答:(1)避光、防潮,以提高药物的稳定性;(2)遮盖药物的不良气味,增加患者的顺应性;(3)隔离配伍禁忌成分;(4)采用不同颜色包衣,方便药物的识别,增加用药的安全性;(5)包衣表面光洁,提高流动性;(6)提高美观度;(7)改变药物释放的位置及速度。

36. 简述片剂制备中可能出现什么问题?

答:裂片、松片、粘冲、片重差异超限、崩解迟缓、溶出超限、片剂中的药物含量不均匀。

37. 简述片剂包衣有哪些种类?

答:糖衣、薄膜衣,薄膜衣又分为胃溶性、肠溶性和不溶性。

38. 简述片剂质量检查的项目是什么?

答:外观、含量均匀度与重量差异、硬度、脆碎度、崩解时限、溶出度与释放度等。

39. 简述片剂的崩解时限有什么要求?

答:一般压制片 15min 内完全崩解;薄膜衣片在盐酸中 1 小时崩解;肠溶衣片在磷酸缓冲液中 1 小时崩解。

40. 简述影响药物制剂稳定性的因素有哪些?

答:处方因素:pH 值、溶剂、离子强度、表面活性剂、其他辅料等。外界因素:温度、光线、空气(氧)、金属离子、湿度(水分)、包装材料等。

41. Vc 注射液中为什么要加入碳酸氢钠?

答:Vc 分子显强酸性,注射时刺激性大,加入碳酸氢钠中和酸成盐,避免疼痛。同时碳酸氢钠起调节 PH 作用,增强注射液的稳定性。

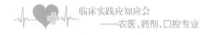

42. 什么是栓剂?

答:栓剂是指药物与适宜基质制成的有一定形状供人体腔道给药的固体制剂。

43. 泡腾片最常用的酸、碱系统由什么组成?

答:枸橼酸或酒石酸与碳酸氢钠或碳酸钠。

44. 什么是"等量递增"混合法?

答:将量大的药物先研磨,然后取出一部分与量小药物等量混合研均,如此倍量增加量大的药物直至全部混匀。

45. 哪些药物需要包肠溶衣?

答:遇胃液起化学反应失效的药物;对胃黏膜有较强刺激的药物;希望在肠内起作用的药物;在肠道吸收或要在肠内保持较长时间以延长其作用的药物。

46. 简述栓剂质量要求是什么?

答:药物与基质混合均匀,外形完整光滑,无刺激性,塞入腔道后应溶解、软化或融化。

47. 简述软膏剂制备质量要求是什么?

答:均匀、细腻、有适当粘稠性、易于涂布;无酸败、异臭、变色、变硬和油水分离的变质现象;无刺激性、无过敏性及其他不良反应;用于大面积烧伤时应预先进行灭菌;眼用软膏的配制应在无菌条件下进行。

48. 简述气雾剂由什么组成?

答:气雾剂由抛射剂、药物与附加剂、耐压容器和阀门系统组成。

49. 什么是缓释制剂?

答:口服药物在规定溶剂中,按要求缓慢地非恒速释放,且每日用药次数与相应普通制剂比较,至少减少一次或用药间隔有所延长的制剂。

50. 请说出 CMC – Na、CCNa、EC 和 PEG 缩写代表的物料名称是什么?

答:CMC – Na 羧甲基纤维素钠,CCNa 交联羧甲基纤维素钠,EC 乙基纤维素,PEG 聚乙二醇。

51. 请说出 CMS – Na、HPMC、L – HPC 缩写代表的物料名称是什么?

答:CMS – Na 羧甲基淀粉钠,HPMC 羟丙甲基纤维素,L – HPC 低取代羟丙基纤维素,PVP 聚维酮(聚乙烯吡咯烷酮)。

52. 请说出 PPVP、Tween、Span 和 SDS 缩写代表的物料名称是什么?

答:PPVP 交联聚维酮(交联聚乙烯吡咯烷酮),Tween 聚山梨酯(吐温),Span 脱水山梨醇脂肪酸酯(司盘),SDS 十二烷基硫酸钠。

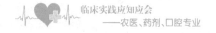
第二章
药理学

1. 什么是药物血浆半衰期?

答:药物血浆半衰期是指血浆药物浓度下降一半所需的时间。

2. 怎样理解药物作用的两重性?

答:用药目的在于防病治病,一方面药物产生对人体有利的预防和治疗作用,另一方面又会产生与治疗无关的作用,有时甚至对患者不利,即不良反应。

3. 药物不良反应分为几种?

答:(1)副作用;(2)毒性反应;(3)超敏反应(变态反应);(4)后遗效应;(5)继发反应;(6)药物依赖性(身体依赖性、精神依赖性)。

4. 什么是处方、处方药?

答:处方是医生根据患者的病情需要开写给药房要求配方和发药的药单,也是患者取药的凭证,另外还具有法律上的意义。处方药(POM)是指必须凭执业医师处方才可在正规药房或药店调配、购买和使用的药品。

5. 什么是非处方药?

答:非处方药(OTC)是指经过国家药品监督管理部门按

一定原则遴选认定,不需凭执业医师处方,消费者可自行购买或使用的药品。

6. 什么是极量、治疗量和常用量?

答:极量是指出现最大治疗作用,但尚未引起毒性反应的量。治疗量是指最小有效量与极量之间的量。临床为使药物疗效可靠而安全常采用比最小有效量大,比极量小的量,即为常用量。

7. 什么是首过效应?

答:胃肠道给药在通过肠黏膜及肝脏时经灭活代谢,使其进入体循环的药量减少,叫首过效应(也称首关消除、第一关卡效应)。

8. 简述药物批号怎么识别?

答:批号(batch):系药厂按照各药品生产日期而编排的号码。一般常用6位数表示。如某药的生产日期为2016年9月18日则该药的批号为160918。

9. 简述药物有效期怎么识别?

答:药物有效期是指在一定储存条件下能够保持药品质量的期限。如某药物标明有效期为2017年9月,即表示该药可使用至2017年9月30日。有的药物只标明"有效期二年"则可从本药品的批号推算出其有效期限。

10. 简述药物失效期怎么识别?

答:药物失效期是指药品在规定的储存条件下其质量开始下降,达不到原质量标准要求的时间概念。如某药品标明

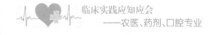

失效期为 2017 年 6 月,即表示该药品只能用到 2017 年 5 月
31 日,6 月 1 日开始失效。

11. 简述特殊药品如何管理?

答:根据《中华人民共和国药品管理法》规定,对于麻醉
药品、精神药品、毒性药品、放射性药品实行严格的办法来管
理,即要保证医疗需要,又要防止医生舞弊。

12. 何谓麻醉药品?

答:麻醉药品是指连续应用后易产生身体依赖性的药
物,包括鸦片类、大麻类、合成麻醉药品类等。处方保存
3 年。

13. 何谓精神药品?

答:精神药品是指直接作用于中枢神经系统,使之兴奋
或抑制,连续使用后可产生依赖性的药物。处方保存 2 年。

14. 何谓医疗用毒性药品?

答:医疗用毒性药品是指毒性强烈,治疗量与中毒剂量
相近,使用不当致人中毒或死亡的药物。处方保存 2 年。

15. 何谓联合用药? 目的是什么?

答:两种或两种以上的药物同时或先后使用称为联合用
药或配伍用药。药物联合使用时其药理作用增强称为协同
作用,其药理作用减弱称为对抗或拮抗作用。

16. 联合用药的目的是什么?

答:联合用药的目的是为了提高疗效,减少不良反应和
防止病原体产生耐药性。如磺胺药与甲氧苄啶合用,可使抗

菌作用增强 10 倍,且不良反映减轻,并减少耐药菌株的产生。

17. 常用的抗结核药有那些?用药原则是什么?

答:常用药:异烟肼,利福平,乙胺丁醇,吡嗪酰胺和链霉素等。用药原则:早期,联合,规律,全程用药。

18. 何谓抗菌谱?

答:抗菌谱:是抗菌药物的抗菌范围,是临床选药的基础。

19. 何谓抗药性?

答:抗药性又称耐药性,分天然耐药性和获得性耐药性。前者少,后者是指病原体与药物反复接触后,病原体对抗菌药物的敏感性降低,其至消失的现象。

20. 简述抗菌药物分级的原则是什么?

答:(1)非限制使用:经临床长期应用证明安全有效,对细菌耐药性影响较小,价格相对较低的抗菌药物。(2)限制使用:是指经长期临床应用证明安全、有效,对细菌耐药性影响较大或者价格相对较高的抗菌药物。(3)特殊使用:不良反应明显,不宜随意使用或临床需要倍加保护以免细菌过快产生耐药而导致严重后果的抗菌药,如新上市或药品价格昂贵的抗菌药。

21. 半合成青霉素有何特点?常用药有哪些?

答:它们分别具有:耐酸,耐酶,广谱等特点。常用药有:(1)耐酸耐酶青霉素:苯唑西林,氯唑西林等;(2)广谱青霉

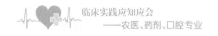

素:氨苄西林,阿莫西林;(3)抗铜绿假单胞菌青霉素:磺苄西林,羧苄西林等;(4)抗革兰阴性菌青霉素:美西林,匹美西林等。

22. 常用局麻药有哪些?目前应用最多的是什么?

答:酯类:普鲁卡因,丁卡因等。酰胺类:利多卡因,布比卡因等。目前应用最多的为利多卡因。

23. 常用高血压药有哪些?

答:常用药:(1)利尿降压药:如氢氯噻嗪;(2)β受体阻断药:心得安(普萘洛尔);(3)钙通道阻滞药:硝苯地平(心痛定);(4)血管紧张素转化酶抑制药:卡托普利;(5)血管紧张素Ⅱ受体拮抗剂:缬沙坦。

24. 高血压药用药原则是什么?

答:用药原则:根据病情选择用药,联合用药,根据合并症选药,注意剂量个体化。

25. 常用的钙拮抗药有哪些?主要用于治疗何种疾病?

答:常用药:硝苯地平、维拉帕米、地尔硫卓、氟桂利嗪等。主要用于治疗心脑血管疾病。

26. 常用抗心绞药有哪些?

答:常用药:(1)硝酸脂类:硝酸甘油,硝酸异山梨脂等;(2)β受体阻断药:普萘洛尔,阿替洛尔等;(3)钙通道阻断药:硝苯地平,地尔硫卓等。

27. 抢救心脏停搏最佳用药有哪些?

答:使用肾上腺素,利多卡因,阿托品等,配合电除颤器。

28. 主要对呼吸中枢起兴奋作用,用于抢救多种原因引起中枢性呼吸抑制的药有哪些?

答:尼可刹米(可拉明),二甲弗林(回苏灵),洛贝林(山梗菜碱),多沙普仑。

29. 说出常用的抗过敏药(又称抗变态反应药)有哪些?

答:①H_1受体阻断药:苯海拉明,异丙嗪(非那根),氯苯那敏(扑尔敏),阿司咪唑(息斯敏)等;②钙盐:葡萄糖酸钙,氯化钙等;③糖皮质激素:可的松,地塞米松,泼尼松龙,氟轻松等。

30. 主要抑制胃酸分泌治疗消化性溃疡的药有哪些?

答:(1)质子泵抑制药:奥美拉唑;(2)H_2受体阻断药:西咪替丁,雷尼替丁;(3)M_1受体阻断药:哌仑西平;(4)胃泌素受体阻断药:丙谷胺;

31. 说出常用镇咳药、祛痰药有哪些?

答:镇咳药:(1)中枢性:依赖性—可待因,非依赖性—喷托维林(咳必清);(2)末梢性:苯佐那酯(退咳)。

祛痰药:(1)粘痰稀释药:氯化铵等;(2)粘痰溶介药:乙酰半胱氨酸(痰易净)等;(3)粘痰调节剂:溴已新(必咳平),羧甲司坦等。

32. 说出常用平喘药有哪些?

答:(1)支气管平滑肌松弛药:β受体兴奋药—沙丁胺醇(舒喘灵)、克仑特罗(氨哮素),茶碱类—氨茶碱,M受体阻断药—异丙托溴铵(异丙阿托品);(2)抗炎平喘药—糖皮质

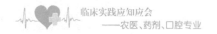

激素,倍氯米松,抗白三烯药物—扎鲁司特;(3)过敏介质阻释剂:色甘酸钠(咽泰),酮替芬。

33. 常用止血药有哪些?

答:(1)促进凝血因子活性药:维生素 K、酚磺乙胺(止血敏)凝血酶;(2)抗纤维蛋白溶解药:氨甲苯酸(止血芳酸)、氨甲环酸(止血环酸);(3)收缩血管药:垂体后叶素、安特诺新(安络血)。

34. 肝素抗凝血特点是什么?

答:抗凝强大而迅速,体内、体外均有效,但必须注射给药。

35. 香豆素类(双香豆素,华法林)抗凝血特点是什么?

答:抗凝起效慢,维持时间长,体内有效,体外无效,常口服给药。

36. 枸橼酸钠抗凝血特点是什么?

答:体外有效,仅用于体外血液保存。

37. 常用抗贫血药有哪些?

答:(1)铁剂(硫酸亚铁,葡萄糖酸亚铁),主治疗缺铁性贫血;(2)叶酸:主治疗营养性巨幼红细胞贫血;(3) $VitB_{12}$:主治疗恶性贫血。

38. 试述氯丙嗪的药理作用是什么?

答:(1)中枢作用:①抗精神病作用;②镇吐作用,除晕动病外都有效;③用药后体温随环境温度而升降;④加强中枢抑制药作用,合用时宜减量;⑤促进催乳素释放,抑制促性腺激素分泌,抑制促皮质激素和生长激素分泌;⑥长期应用可出现锥体外系反应。

(2)植物神经系统作用:阻断 α、M 受体,抑制血管运动中枢,直接舒张血管,主要引起血压下降,口干等副作用。

39. 试述氯丙嗪的临床应用有哪些?

答:治疗精神病;治疗神经官能症;止吐,但对晕动病呕吐无效;治疗呃逆;人工冬眠。

40. 说出常用糖皮质激素类药有哪些?

答:(1)短效:氢化可的松,可的松;(2)中效:泼尼松,泼尼松龙,曲安西龙;(3)长效:地塞米松,倍他米松;(4)外用:氟氢可的松,氟轻松。

41. 糖皮质激素类药的主要药理作用有哪些?

答:抗炎,免疫抑制作用,抗休克等。

42. 糖皮质激素类药主要临床应用有哪些?

答:严重感染,防止某些炎症后遗症,过敏性疾病和自身免疫性疾病,抗休克治疗,某些血液病,替代疗法,皮肤病。

43. 青霉素(苄青霉素)抗菌特点有哪些? 主要不良反应有哪些?

答:抗菌特点:为繁殖期杀菌剂,高效,低毒价廉,目前仍为治疗敏感菌感染的首选药。不良反应:最常见为过敏反应。应用时应采取以下措施:询问过敏史,皮试。首选肾上腺素抢救等。

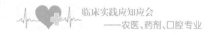
44. 头孢菌素(先锋霉素)类抗生素特点有哪些?

答:抗菌机制与青霉素相似,具有抗菌谱广,杀菌力强,对 β—内酰胺酶稳定及过敏反应少等特点,目前临床应用的共有四代。

45. 大环内酯类、林可霉素药有哪些特点?

答:大环内酯:天然—红霉素,乙酰螺旋霉素;合成—罗红霉素,阿奇霉素,克拉霉素,为主要抑制革兰阳球性和革兰阴性球菌,属快效抑菌剂。林可霉素类:如林可霉素(洁霉素),可林霉素(氯洁霉素),其突出的特点是能渗入到骨组织和关节中,主要用于敏感菌骨髓炎等。

46. 氨基苷类药有哪些? 特点有哪些?

答:目前国内常用的有:阿米卡星、庆大霉素、妥布霉素、奈替米星、链霉素及大环霉素。

特点:口服难吸收,仅用于肠道感染,全身感染必须注射给药,大部分以原形从肾排泄,对泌尿道感染效果好。属于静止期杀菌剂,与 β—内酰胺类药物有协同作用。

47. 氨基苷类抗生素的主要不良反应有哪些?

答:耳毒性,肾毒性,过敏反应,神经肌肉麻痹。

48. 临床常用化学合成抗菌药有哪些?

答:(1)喹诺酮类:如诺氟沙星(氟哌酸),氧氟沙星(氟嗪酸);(2)磺胺类药:如 SMZ,SD;(3)硝基咪唑类:如甲硝唑(灭滴灵);(4)甲氧苄啶(TMP);(5)硝基呋喃类:如呋喃唑酮(痢特灵)。

49. 常见抗甲状腺药有哪些?

答:(1)硫脲类;包括甲硫氧嘧啶 丙硫氧嘧啶 他巴唑 甲亢平;(2)碘及碘化物,主要是复方碘溶液,又叫卢戈液;(3)放射性碘,一般用碘-131;(4)β-受体阻断剂如心得安片等

50. 哪些情况下的糖尿病患者需用胰岛素制剂进行治疗?

答:(1)Ⅰ型糖尿病;(2)Ⅱ型糖尿病,经饮食控制或口服降血糖药未能控制者;(3)合并重度感染,消耗性疾病,创伤,手术,妊娠分娩等情况的各型糖尿病;(4)糖尿病酮症酸中毒及高渗性非酮症糖尿病昏迷的抢救。

51. 甲硝唑作用有哪些?

答:又名灭滴灵,甲硝哒唑。作用有抗厌氧菌,抗阿米巴原虫,抗阴道滴虫,抗贾第鞭毛虫等。

52. 抗菌药临床应用应当遵循的原则是什么?

答:安全、有效、经济。

53. 阿司匹林的作用及临床应用有哪些?

答:(1)解热镇痛及抗风湿作用:可用于感冒发热及头痛、牙痛、神经痛等慢性钝痛,大剂量(每日 3~4g)适用于急性风湿热和类风湿性关节炎。

(2)抑制血小板聚集,防止血栓行成,小剂量用于防治血栓性疾病,以预防心肌梗死和脑血栓形成。

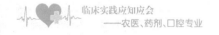

54. 阿托品类药有哪些? 临床应用有哪些?

答:本类药物主要有:阿托品,东莨菪碱和山莨菪碱。

临床应用:(1)解除平滑肌痉挛:如各种内脏绞痛;(2)抑制腺体分泌:如麻醉前用药;(3)眼科应用:如虹膜睫状体炎;(4)治疗缓慢型心律失常:如窦性心动过缓,房室传导阻滞;(5)抗休克:如感染中毒性休克;(6)解救有机磷酯类中毒。

55. 常用的强心苷类药有哪些? 应用时应注意哪些事项?

答:常用药:缓效类—洋地黄毒苷,中效类—地高辛,速效类—去乙酰毛花苷、毒毛花苷 K。因为本类药物安全范围小,一般治疗量相当于 60% 中毒量,应用时应防止中毒。

56. 常用的口服降血糖药有哪些?

答:(1)磺酰脲类:如甲苯磺丁脲(D_{860})、格列齐特(达美康);(2)双胍类:如二甲双胍(甲福明),苯乙双胍(苯乙福明);(3)葡萄糖苷酶抑制药:阿卡波糖(拜糖平)。

57. 说出处方常用外文缩写词的含义是什么?

答:aa 各,ad 加至, a. m. 上午, p. m. 下午, a. c. 饭前, p. c. 饭后, p. o. 口服。i. d. 皮内注射,i. h. 皮下注射, i. m. 肌肉注射, i. v. 静脉注射,iv. gtt 静脉滴注。q. h. 每小时,q. 6h. 每 6 小时一次,q. n. 每晚,q. 2d. 每二日一次。q. d. 每日一次,B. i. d. 每日二次, T. i. d. 每日三次,Q. i. d. 每日四次。Pr. n. 必要时,s. o. s. 需要时,h. s. 睡时,Sig. 或 S. 用法。Rp 取,co. 复方的,Start! 立即,Cito! 急速地。

第三章
药物分析

1. 说出《中国药典》的组成和英文缩写是什么?

答:《中国药典》(2015版)分为四个部分,一部为中药,二部为化学药,三部为生物制品,四部为总则(包括附录凡例、制剂通则、分析方法指导原则、药用辅料等)。英文缩写为 ChP。

2.《中国药典》2015 年版第二部的主要内容包括哪些?

答:凡例、品名目次、正文和索引。

3. 什么是精密度?

答:精密度系指用该法测定同一个均匀样品,经多次取样测定所得结果之间的接近程度。

4. 杂质的来源有哪些?

答:杂质的来源来源于两个方面,生产和储存过程中。

5. 什么是杂质限量和杂质检查方法?

答:杂质限量(L):药物中所含杂质的最大允许量,通常用百分之几或百万分之几来表示。杂质检查方法:对照法、灵敏度法和比较法。

6. 说出药品质量标准的的主要内容是什么?

答:名称、性状、鉴别、检查、含量测定、类别和贮藏。

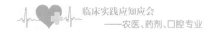

7. 什么是砷盐检查法、重金属检查法和铁盐检查法?

答:**砷盐检查法:**古蔡法和二乙基二硫代氨基甲酸银法。**重金属检查法:**硫代乙酰胺法、炽灼破坏后的硫代乙酰胺法、硫化钠法。**铁盐检查法:**硫氰酸盐法。

8. 什么是干燥失重测定法和酸碱度检查法?

答:**干燥失重测定法:**常压恒温干燥法、干燥剂干燥法、减压干燥法。**酸碱度检查法:**指示剂法、酸碱滴定法和 pH 值测定法。

9. 说出常用干燥剂有哪些?

答:五氧化二磷、硅胶和无水氯化钙。

10. 说出片剂的常规检查项目有哪些?

答:重量差异检查、崩解时限检查、溶出度检查和含量均匀度检查。

11. 注射剂的检查有哪些?

答:装量检查、装量差异检查、可见异物检查、无菌检查、热原或细菌内毒素检查、不溶性微粒检查。

12. 常用滴定分析方法有哪些?

答:酸碱滴定法、碘量法、亚硝酸钠法和非水溶液滴定法。

13. 说出旋光度的概念是什么?

答:**旋光度:**当平面偏振光通过具有光学活性的液体或溶液时,使偏振光的平面向左或向右发生旋转,偏转的度数称为旋光度。用符号 α 表示,常以" + "表示右旋," – "表示左旋。

14. 什么是色谱法?

答:色谱法:利用不同物质在不同的两相中所表现的物理化学性质上的差异而进行的分离和分析方法。

15. 什么是维生素 B_1 的专属性反应?

答:硫色素反应。维生素 B_1 碱性溶液中可被铁氰化钾氧化生成硫色素,硫色素溶于正丁醇中显蓝色荧光。

16. 维生素 C 含量测定的方法是什么?

答:碘量法。

17. 丙二酰脲类鉴别的方法是什么?

答:银盐反应、铜盐反应。

18. 异烟肼中游离肼检查的方法是什么?

答:薄层色谱法。

19. 说出比旋度的概念是什么?

答:比旋度:当偏振光透过长 1dm 且每 1ml 中含有旋光性物质 1g 的溶液,在一定波长和温度下测得的旋光度称为比旋度,用符号 $[\alpha]_D^t$ 表示。

20. 药品检验工作的基本程序是什么?

答:(1)取样、性状观测;(2)药物的鉴别;(3)药物的检查;(4)药物的含量测定;(5)检验报告的书写。

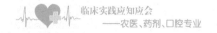

第四章

医药市场营销学

1. 从市场学角度,如何理解"市场"的含义?

答:市场是某种商品的现实购买者和潜在者(可能的购买者)需求的总和。

2. 市场三要素是什么?

答:购买者、购买力和购买欲望。

3. "市场营销"与"推销""销售"之间的关系?

答:"市场营销"不等于"推销""销售",市场营销的目的是使顾客主动购买,使推销成为多余。

4. 药品市场的特点有哪些?

答:(1)专业性强;(2)需求差异性大;(3)需求可发展;(4)需求可互补、可替代;(5)法规约束性强。

5. 目标市场营销需经过哪三个步骤?

答:(1)市场细分;(2)目标市场选择;(3)市场定位。

6. 产品的整体含义是什么?

答:包括:核心产品、形式产品、附加产品。

7. 产品定价时应遵循什么样的原则?

答:所定价格要求处于产品成本和顾客愿意支付的价格之间。

8. 营销组合 4P、4C 是指什么?

答:4P:产品、价格、分销、促销;4C:顾客、成本、方便、沟通。

9. 典型的产品生命周期分为几个阶段?

答:(1)投入期;(2)增长期;(3)成熟期;(4)衰退期。

10. 产品价格上涨的主要原因有哪些?

答:(1)产品成本上涨;(2)产品需求大大高于供给;(3)为了竞争而提高档次;(4)通货膨胀。

11. 产品价格下降的主要原因有哪些?

答:(1)产品供过于求;(2)产品生产能力过大;(3)竞争对手降价;(4)产品的需求价格弹性高。

12. 促销的基本方式有哪些?

答:(1)人员推销;(2)广告;(3)营业推广;(4)公共关系。

13. 药品推销的基本形式是什么?

答:(1)面对面拜访;(2)医院(或科室)小型会议;(3)大型学术(或商业)推广会。

14. 药品推销的基本原则是什么?

答:(1)人际关系开路;(2)推销药品的使用价值;(3)互惠互利;(4)尊重客户。

15. 如何给顾客留下良好的第一印象?

答:(1)稳重大方的仪表;(2)真挚的微笑;(3)自信、热情、诚恳、不卑不亢的态度;(4)恰当的语言口才;(5)认真地

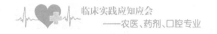

倾听;(6)潇洒利落、起落有致的动作。

16. 如何使用名片?

答:(1)在向顾客问候或自我介绍时面带微笑递出名片,并适当口述名片的主要内容。

(2)几个人共同访问顾客时,后辈应先递出名片,或先被介绍者先递出名片。

(3)接过顾客的名片后应认真看一遍,然后放入口袋或公事包里,切不可在手中把玩。

(4)如果顾客先递出名片,应表示谢意,收起顾客的名片后再递出自己的名片。

17. 推销员着装的原则是什么?

答:稳重大方,整齐清爽,干净利落。

18. 推销员赠送带有纪念性的礼品时如何选择礼品?

答:(1)符合未来主人的心愿;(2)能唤起顾客对所推销产品的回忆和联想;(3)送经久耐用、习闻习见的礼品或对方迫切需要的物品或具有特殊寓意的礼品。

19. 推销人员的基本任务有哪些?

答:(1)收集信息;(2)沟通关系;(3)树立形象;(4)促成成交;(5)提供服务。

20. 药品采购的具体方法有哪些?

答:(1)共同采购;(2)集中采购;(3)分散采购;(4)药品集中招标采购。

252

21. 药品采购业务的基本程序是什么?

答:(1)盘库存;(2)搜集市场信息;(3)编制采购计划;(4)按计划签合同;(5)检查、履行合同。

22. 商标指什么?

答:商标:商品的标志,一般由文字、图案和符号组成。

23. 药品储存管理的原则是什么?

答:及时入库,准确验收,安全经济。

24. 验收记录的保存时间有何规定?

答:验收记录应保存至超过药品有效期 1 年,但不得少于 3 年。

25. 药品出库的程序是什么?

答:核单,配货,复核,出库,记账。

26. 药品盘点的方法有哪些?

答:日常盘点、定期盘点和临时盘点。

27. 药品盘点的内容有哪些?

答:数量盘点,重量盘点,账货核对,账账核对。

28. 药品经营企业财务管理的内容是什么?

答:资金管理、费用管理和利润管理。

29. 简述产品项目、产品线、产品组合的概念是什么?

答:产品项目是指医药企业产品目录上所列出的每一个产品。产品线是指满足同类需求的密切相关的一组产品项目。产品组合是指医药企业生产、经营的全部产品的结构。

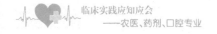
30. 简述非处方药、处方药、原料药的促销方式是什么?

答:非处方药:以广告为主,以营业推广和公共关系为辅。处方药:以人员推销为主,以广告和公共关系为辅。原料药:主要依靠人员推销。

31. 药店中药品销售的准备工作是什么?

答:清洁空气,调节温度;打扫场地,整理台面;播放音乐,调节灯光;摆放座椅、整理书刊等。

32. 药店中接待顾客的基本知识是什么?

答:主动热情,善待顾客;揣摩心里,迎合顾客;语言交流,引导顾客;善用服务用语。

33. 流行性感冒的治疗原则是什么?

答:卧床休息,多饮水,对症治疗,服用抗病毒药物,利用中药清热解毒或疏散风寒等。

34. 购销业务流程记录表有哪些?

答:购销记录,验收记录,验收入库单,近效期药品催销表。

35. 药店盘点前的准备工作有哪些?

答:告知供应商,告知顾客,整理环境,整理商品,准备好盘点工具,整理好单据。

第五章
药事管理

1. 药品批发企业、零售企业的《药品经营许可证》分别由什么部门批准并发给?

答:药品批发企业的《药品经营许可证》由企业所在地的省级药品监督管理部门批准并发给;药品零售企业的《药品经营许可证》由企业所在地的县级以上药品监督管理部门批准并发给。

2. 开办药品经营企业必须取得什么?

答:必须取得《药品经营许可证》和《营业执照》。

3. 药品的质量特性主要表现为几个特性?

答:有效性、安全性、稳定性、均一性和经济性。

4. GMP、GSP、GCP、GLP 各代表什么药事法规?

答:各代表《药品生产质量管理规范》《药品经营质量管理规范》《药品临床试验管理规范》《药品非临床研究质量管理规范》。

5. 黄色、绿色、红色三种色标的药品库区分别存放什么药品?

答:黄色库区:待验药品、退货药品;绿色库区:待发药品、合格药品、零货;红色库区:不合格药品。

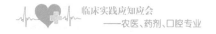
6. 在什么情况下按劣药论处?

答:(1)未标明有效期或更改有效期的;(2)不注明或更改生产批号的;(3)超过有效期的;(4)直接接触药品的包装材料或容器未批准的;(5)擅自添加着色剂、防腐剂、香料、矫味剂及辅料的。

7. 麻醉药品处方保存几年?

答:麻醉药品处方保存 3 年备查。

8. OTC 药分为哪两类? 如何区别?

答:OTC 药分甲乙两类。乙类比甲类 OTC 药安全性大。甲类为红底标识,乙类为绿底标识。

9. 执业药师资格考试中对报考者如何规定?

答:取得药学、中药学或相关专业中专、大专、本科、第二学士(研究生)、博士等学历后分别于 7 年、5 年、3 年、1 年、0 年才能报考。

10. 医疗机构将其配制的制剂在市场上销售应承担什么法律责任?

答:没收违法销售的制剂;并处以违法销售制剂价值金额 1 倍以上 3 倍以下罚款;没收违法所得。

11. 说出假药的定义是什么?

答:药品所含成分与国家药品标准规定的成分不符的,或以非药品冒充药品或以其他药品冒充此种药品的药品为假药。

12. 何种情况下按假药论处?

答:(1)按规定禁止使用的药品;(2)未经批准生产、进口或按规定须检验而未检验即销售的药品;(3)变质的;(4)被污染的;(5)须取得批准文号而未取得的原料生产的药品;(6)所标明的适应症或功能主治超出规定范围的药品。

13. 医疗用毒性药品的使用有何规定?

答:医疗单位供应和调配毒性药品须凭医生签名的正式处方;每次处方剂量不得超过 2 日极量,处方保存 2 年备查。

14. 麻醉药品的管理应该做到哪"五专"?

答:专人保管、专柜加锁、专册登记、专用帐册、专用处方。

15. 说出一类精神药物管理要求是什么?

答:处方限量、专柜加锁、专用帐册、帐物相符。

16. 说出毒性药物管理要求是什么?

答:专人保管、专柜加锁、专用帐册、帐物相符。

17. 说出医院制剂的适用范围是什么?

答:仅限于医院内部使用,可以在医疗机构之间调剂使用,不得在市场上销售或变相销售。

18. 说出处方书写的要求是什么?

答:要使用专用处方签,字迹清晰、剂量准确;如有涂改,必须由执业医师在涂改处签字;主药先写,次药后写;处方内容必须填写完整。

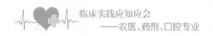

——农医、药剂、口腔专业

19. 首营品种是什么?

答:首营品种是本企业向某一药品生产企业首次购进的药品。

第六章
药物化学

1. 影响药物变质的外界因素有哪些?

答:光线、空气、温度、湿度、微生物和时间。

2. 麻醉药的分类有哪些?

答:麻醉药分为全身麻醉药(又分为吸入麻醉药和静脉麻醉药)和局部麻醉药(又分为芳酸酯类麻醉药和酰胺类局部麻醉药)。

3. 说出巴比妥类药物的基本结构和通性是什么?

答:巴比妥类药物是巴比妥酸的衍生物。通性:弱酸性;水解性;与银盐反应;可与铜吡啶试液反应。

4. 说出拟肾上腺素药的构效关系是什么?

答:常用的拟肾上腺素要都有一个苯环和氨基侧链的基本结构,苯环和氨基之间相隔两个碳原子时作用最强,碳链增长则作用降低。

5. 说出维生素类药物的分类是什么? 哪些可作为抗氧剂?

答:维生素类药物可分为脂溶性(维生素 A、D、E、K)和水溶性(维生素 B 族和维生素 C)两大类;维生素 C 和维生素 E 可作为抗氧剂。

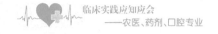

6. 维生素 C 结构中哪一部分不稳定? 维生素 C 注射液配制过程中应注意什么?

答:维生素 C 结构中的连二烯醇结构不稳定,配制注射液时,应使用二氧化碳饱和的注射用水,PH 控制在 5.0 ~ 7.0 之间,并加入 EDTA 和焦亚硫酸钠等作为稳定剂,通入二氧化碳或氮气等惰性气体置换安瓿液面上的空气。

7. 抗生素按化学结构分类,分为哪几种类型?

答:β - 内酰胺类抗生素、氨基糖苷类抗生素、大环内酯类抗生素、氯霉素类抗生素、四环素类抗生素。

8. 抗肿瘤药按作用机制和化学结构分为几类及常用药物是什么?

答:可分为:烷化剂(盐酸氮芥)、抗代谢肿瘤药(盐酸阿糖胞苷)及其他(硫酸长春新碱、顺铂)。

第七章
天然药物化学

1. 何为有效成分?

答:具有生物活性、起治疗作用的,能用分子式和结构式表示,并具有一定的物理常数的单体化合物,称为有效成分。

2. 天然药物有效成分的提取方法常用的有哪些?

答:有溶剂提取法、超临界流体萃取法、水蒸气蒸馏法和升华法等。

3. 常用的三大类溶剂有哪些?

答:水、亲水性有机溶剂、亲脂性有机溶剂。

4. 何为生物碱?

答:生物碱是一类含氮的天然有机化合物,多具有复杂的氮杂环结构,具有碱的性质,能与酸成盐,具有较强的生物活性。

5. 盐酸 - 镁粉反应用以鉴别何种化合物?

答:黄酮类化合物。

6. 何为挥发油?

答:挥发油是存在于植物体内的一类具有芳香气味,在常温下能挥发的油状液体的总称。

7. 名贵的挥发油应采用何种方法提取?

答:吸收法。

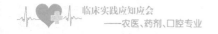

8. 挥发油最简便的检识方法是什么?

答:油斑试验。

9. 何为鞣质?

答:鞣质是广泛存在于植物中的一类结构较为复杂的多元酚类化合物。

10. 说出一种最简便区别甾体皂苷和三萜皂苷的方法?

答:泡沫实验。

11. 苷类化合物中,哪种最难水解?

答:C-苷最难水解。

12. 鞣质常用的除去方法有哪些?

答:热-冷处理法、聚酰胺吸附法、明胶沉淀法。

13. 糖类会溶于乙醇吗?

答:难溶。

14. 水蒸气蒸馏法主要用于何类化学成分的提取?

答:挥发油。

15. 常用溶剂提取法的提取技术有哪些?

答:浸渍法、渗漉法、煎煮法、回流提取法、连续回流提取法。

16. 说出一种具有升华性的生物碱?

答:咖啡因。

17. 生物碱的提取方法有哪些?

答:有酸水提取法、醇类溶剂提取法、亲脂性溶剂提取法。

18. 挥发油的分离方法有哪些?

答:有冷冻法、分馏法、化学法。

19. 含皂苷的药物为什么通常不能制成注射剂供静脉注射?

答:因为皂苷类的化合物具有溶血性。

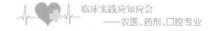

第八章
天然药物学基础

1. 现知最早的本草著作叫什么？收载药物共多少种？

答：现知最早的本草著作是《神农本草经》，收载药物共计365种。

2.《本草纲目》作者是谁？收载药物多少种？

答：《本草纲目》作者是明代伟大医药学家李时珍，全书载药1892种。

3. 植物分类的主要等级是什么？

答：界、门、纲、目、科、属、种。

4. 何为"泛油"？

答：泛油又称"走油"，是指某些含油生药的油质泛于生药表面，也指生药变质后表面泛出的油样物质。

5. 中药炮制的目的是什么？

答：(1)纯净药材；(2)改变或缓和药物性能；(3)提高药物疗效；(4)降低或消除药材的毒性、刺激性或副作用；(5)便于调剂和制剂；(6)方便服用和贮藏。

6. 生药鉴定的方法主要有哪些？

答：主要有来源鉴定、性状鉴定、显微鉴定、理化鉴定及生物检定等。

7. 何首乌其药材断面性状有何主要特征？

答：断面皮部有 4～11 个类圆形异型维管束环列,形成"云锦状花纹"。

8. 黄连有哪三个品种？

答：味连、雅连、云连。

9. "铜皮铁骨狮子头"形容的是哪种药材？

答：三七。

10. 何为"怀中抱月"？

答：即描述川贝母其中一种规格松贝,外层鳞叶 2 瓣,大小悬殊,大瓣紧抱小瓣,未抱部分呈新月形,习称"怀中抱月"。

11. 朱砂的主要成分是何种化合物？

答：硫化汞。

12. 冬虫夏草的药材来源是什么？

答：冬虫夏草来源于麦角菌科真菌,冬虫夏草菌寄生在蝙蝠蛾科昆虫蝙蝠蛾幼虫上的子座与幼虫尸体的复合体。

13. 黄连主含何种化学成分？

答：生物碱类(小檗碱)。

14. 大黄的药材来源是什么？

答：大黄来源于蓼科植物掌叶大黄、唐古特大黄或药用大黄的干燥根及根茎。

15. 甘草的药材来源是什么？

答：甘草来源于豆科植物甘草、光果甘草或胀果甘草的

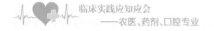

干燥根及根茎。

16. 麦冬置紫外光灯下观察,显何种颜色的荧光?

答:浅蓝色荧光。

17. 延胡索的入药部位是什么?

答:块茎。

18. 试举例何种药材是以动物的病理产物入药的?

答:牛黄(牛科动物黄牛干燥的胆结石)。

19. 阿胶的药材来源是什么? 主产地是何处?

答:阿胶来源于马科动物驴的皮去毛熬制而成的胶块。
主产于山东东阿。

20. 通草的入药部位是什么?

答:茎髓。

21. 肉桂有几个品种?

答:主要有桂通、企边桂、板桂、桂碎。

22. 龙胆的药材来源是什么?

答:龙胆来源于龙胆科植物条叶龙胆、龙胆、三花龙胆、
坚龙胆的干燥带有根茎的根。

23. 大黄主要含何种化学成分?

答:主含蒽醌类衍生物。

24. 黄柏置紫外光灯下显何种颜色的荧光?

答:亮黄色。

25. 一级保护野生药材物种有多少种? 分别是什么?

答:有四种:虎骨(已禁用),豹骨,羚羊角,鹿茸(梅花

鹿)。

26."十八反歌"是什么?

答:本草明言十八反,半蒌贝蔹芨攻乌。藻戟遂芫俱战草,诸参辛芍叛藜芦。

27."十九畏歌"是什么?

答:硫黄原是火中精,朴硝一见便相争。水银莫与砒霜见,狼毒最怕密陀僧。巴豆性烈最为上,偏与牵牛不顺情。丁香莫与郁金见,牙硝难合荆三棱。川乌草乌不顺犀,人参最怕五灵脂。官桂善能调冷气,若逢石脂便相欺。大凡修合看顺逆,炮爁炙煿莫相依。

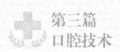

第三篇
口腔技术

第一章
口腔解剖与牙雕刻技术

1. 从外部观察,每个牙由什么组成?

答:均由牙冠、牙根和牙颈三部分组成。

2. 从纵剖面观察,牙体由几部分组成?

答:由釉质、牙本质、牙骨质三种硬组织及一种软组织—牙髓组成。牙釉质是牙体组织中高度钙化的最坚硬组织。

3. 牙列有哪三个阶段?

答:(1)乳牙列期:出生 6 个月左右至 6 岁前后结束,口腔内只有乳牙;

(2)混合牙列期:自 6~7 岁至 12~13 岁,乳牙逐渐脱落被恒牙替换,在此时期口腔内既有乳牙又有恒牙;

(3)恒牙列期:12~13 岁左右,乳牙已全部被恒牙替换,恒牙列期是最长的。

4. 牙位记录方法是什么?

答:目前临床最常用的是部位记录法,以" + "符号将牙列分为上、下、左、右四区。

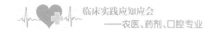

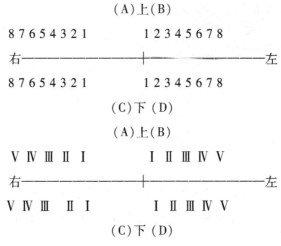

（A）上（B）

87654321　　12345678

右————————————————左

87654321　　12345678

（C）下（D）

（A）上（B）

Ⅴ Ⅳ Ⅲ Ⅱ Ⅰ　　　　Ⅰ Ⅱ Ⅲ Ⅳ Ⅴ

右————————————————左

Ⅴ Ⅳ Ⅲ 　Ⅱ Ⅰ　　Ⅰ Ⅱ Ⅲ Ⅳ Ⅴ

（C）下（D）

　　每区以阿拉伯数字1～8分别依次代表中切牙至第三磨牙；以罗马数字Ⅰ～Ⅴ分别依次代表每区的乳中切牙至第二乳磨牙。

　　5. 牙萌出的生理特点是什么？

　　答：按先后顺序、左右对称同期萌出，下颌牙的萌出要早于上颌同名牙，女性萌出的平均年龄稍早于男性。

　　6. 乳牙萌出的顺序是什么？

　　答：乳中切牙、乳侧切牙、第一乳磨牙、乳尖牙、第二乳磨牙。

　　7. 上下颌恒牙萌出的顺序是什么？

　　答：上颌多为：6→1→2→3→4→5→7→8；下颌多为：1→2→4→3→5→7→8。

8. 牙冠各面的命名是什么?

答:每个牙均有四个与牙体长轴大致平行的轴面,分别称为:唇颊面、舌腭面、近中面、远中面、牙合面和切端。

9. 牙冠表面的突起部分有哪些?

答:牙尖、切缘结节、舌面隆突、嵴(不同部位有不同的名称,如边缘嵴、切嵴、横嵴、斜嵴、三角嵴、轴嵴、颈嵴)。

10. 牙冠表面的凹陷部分有哪些?

答:窝、沟(发育沟、副沟、裂)、点隙。

11. 简述前磨牙的共同特点是什么?

答:(1)牙冠呈立方形,由颊、舌面、近、远中面、牙合面组成;

(2)颊面与尖牙唇面相似但较短小,外形高点在颊颈嵴处;

(3)舌面似颊面,但光滑而圆突,外形高点在舌面中1/3处;

(4)邻面呈四边形,近、远中接触区均靠近牙合缘偏颊侧处;

(5)颊尖长而锐,舌尖低而圆钝,颊、舌两尖的三角嵴将牙合面分近、远中窝;

(6)牙根多为扁圆形,上颌第一前磨牙根多为双根,下颌前磨牙多为单根。

12. 简述上颌前磨牙与下颌前磨牙的区别是什么?

答:(1)上颌前磨牙体积大,大小排序:上4 > 上5 > 下5

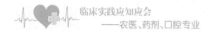

>下4;

（2）上颌前磨牙牙冠较直,颊尖顶在牙长轴的颊侧,下颌前磨牙牙冠偏舌侧, 颊尖顶靠近牙体长轴;

（3）上颌前磨牙颊舌径 > 近远中径,牙冠窄长,下颌前磨牙颊舌径 = 近远中径,牙冠方圆;

（4）上颌前磨牙颊尖 = 舌尖,功能尖为舌尖,非功能尖为颊尖,下颌前磨牙颊尖 > 舌尖 功能尖为颊尖,非功能尖为舌尖。

13. 简述上颌第一磨牙牙合面特点是什么?

答:呈斜方形,由颊、舌牙合边缘嵴及近、远中边缘嵴组成;牙尖四个(颊尖较锐,舌尖较钝,近中舌尖最大);近中颊牙合角和远中舌牙合角为锐角,远中颊牙合角和近中舌牙合角为钝角;远中颊尖三角嵴与近中舌尖三角嵴在牙合面中央斜形相连形成斜嵴,是该牙特有解剖标志;每个牙尖均有四个斜面。

14. 简述下颌第一磨牙牙合面特点是什么?

答:似长方形,近远中径 > 颊舌径,四条边缘嵴、四个牙尖、五条三角嵴、三个窝、点隙和五条发育沟;中央窝呈较大的菱形。

15. 上颌磨牙与下颌磨牙的区别是什么?

答:(1)上颌磨牙牙冠呈斜方形,颊舌径 > 近远中径;下颌磨牙的牙冠呈长方形,近远中径 > 颊舌径;

（2）上颌磨牙牙根多为3根,下颌多为2根;

（3）上颌磨牙牙冠较直，下颌磨牙偏向舌侧；

（4）上颌磨牙颊尖锐、舌尖钝，下颌磨牙相反；

（5）上颌磨牙功能尖为舌尖，下颌为颊尖。

16. 如何区分乳牙和恒牙？

答：（1）乳牙牙冠小，恒牙牙冠大；

（2）乳牙钙化程度低，釉质层较薄，呈乳白色，恒牙相反，故呈淡黄色；

（3）乳牙牙颈处收缩显著，冠根分界明显，颈嵴明显突起，且偏近中侧尤为突出；恒牙牙颈部收缩不明显，颈嵴略为突起；

（4）乳磨牙磨耗重，恒牙磨耗较轻。

17. 简述切端及牙合面形态的生理意义是什么？

答：（1）切牙的切嵴有切割食物的功能，尖牙牙尖具有穿透和撕裂食物的作用，有利于提高咀嚼效能；

（2）有利于建立正常的牙合关系；

（3）上下颌后牙牙合面尖与窝相接触，可保持上下牙合关系稳定。

18. 简述牙冠唇（颊）、舌面突度的生理意义是什么？

答：（1）前牙唇、舌面和后牙颊面突度在颈 1/3，后牙舌面突度在中 1/3；

（2）正常的生理突度在咀嚼时，排溢的食物顺着这些牙冠突度滑至口腔，擦过牙龈表面，对牙龈起生理性按摩作用；

（3）正常的突度对牙颈部具有自洁作用，防止龈炎及龋齿的发生，因此在修复治疗中要注意恢复牙冠外形自然

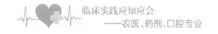

突度。

19. 简述邻面突度的生理意义是什么？

答:(1)前牙及后牙邻面突度分别在切1/3和牙合1/3处;

(2)形成良好的邻面接触关系,可防止食物嵌塞;

(3)邻牙相互支持,相互依靠,以分散咬合压力,有利于牙合关系的稳定。

20. 简述楔状隙的生理意义是什么？

答:又称外展隙,在龈方的空隙称为邻间隙。邻间隙充满龈乳头,可保护牙槽骨和牙冠邻面;咀嚼时,部分食物通过楔状隙排向口腔,食物可摩擦牙面,保持牙面清洁,防止龋及龈炎的发生。

21. 简述牙根形态的生理意义是什么？

答:牙根在牙槽窝的稳固是保证牙冠行使生理功能的前提,稳固的牙根又与其形态密切相关,如多根牙较单根牙稳固,长根牙较短根牙稳固,粗根牙较细根牙稳固,扁根牙较圆根牙稳固,根尖所占面积大于(牙合)面者稳固。

22. 简述髓腔解剖特点对临床治疗的意义是什么？

答:髓腔位于牙体中部,其形态与相应牙体外形相一致,随着年龄的增长,髓腔体积将逐渐减小,乳牙髓腔相对同名恒牙大,青少年恒牙的髓腔又较老年者大。髓腔形态是进行牙体、牙髓及牙周疾病的依据,为了更好地进行临床治疗,必须熟悉每个牙的髓腔解剖特点。

第二章
口腔工艺材料应用

1. 简述口腔工艺材料按照材料用途的分类有哪些?

答:印模材料、模型材料、义齿材料、包埋材料、粘结材料、研磨抛光、颌面缺损修复材料以及义齿重称材料等。

2. 藻酸盐印模材料使用注意事项有哪些?

答:(1)调拌用具清洁干燥;

(2)严格按水粉比例(1:2)、调和时间(30~45秒)的要求调拌;

(3)调拌方法有讲究:速度宜快而匀;

(4)取模时操作要规范并及时灌注模型;

(5)使用后干燥密封保存。

3. 藻酸盐印模材料制取印模流程是什么?

答:取材料→调拌→制取印模→灌注模型。

4. 普通石膏操作的工艺流程是什么?

答:先取水→后加粉→慢调拌→灌注→脱模。

5. 熟石膏操作注意事项有哪些?

答:石膏粉与水(100g:40~50mL)调合,若发现水粉比例不合适,应重取调和;调拌工具清洁;调拌方法同向匀速,时间40~60秒为宜;灌注模型时应从印模的高且宽处震荡

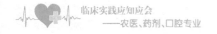

灌注;灌注模型后 1 小时左右脱模。

6. 简述热凝义齿基托树脂应用的操作流程是什么?

答:模型准备→调和材料→填胶→热处理→开盒。

7. 热凝义齿基托树脂的调和方法是什么?

答:取所需量牙托水置于清洁的调杯中,按粉水体积比 3:1 的加入牙托粉;也可在适量牙托粉中加入牙托水,直至牙托粉完全被牙托水润湿看不到多余的牙托水,即为合适的比例。随即搅拌均匀,加盖,以免牙托水挥发。

8. 热凝义齿基托树脂调和后的分为是哪六个阶段?

答:湿砂期、稀糊期、粘丝期、面团期、橡胶期、坚硬期,最佳充填期为面团期。

9. 简述基托产生气泡的原因是什么?

答:粉液调和比例不当(牙托水过多或过少);填塞时机不准(填塞过早或过迟);热处理升温过高过快;压力不足。

10. 不锈钢丝弯制过程的注意事项有哪些?

答:应掌握材料的特点,按用途选准规格,缓慢弯曲,均匀用力,忌用暴力和反复多次弯制,避免造成材料表面痕纹以及弯制工具对钢丝表面的损伤。

11. 简述金属烤瓷修复体的制作工艺流程是什么?

答:金属基底冠的制作→金属基底冠的预处理→涂瓷和烧结。

12. 简述影响机械切削研磨的因素有哪些?

答:主要有三大因素:磨具的质量、磨具的工作转速和工作压力。在切削研磨时要注意根据被磨物体的性质,磨料的物理特性、粘接剂的粘接强度等,采取适当的研磨速度和压力进行研磨。

13. 简述藻酸盐分离剂涂布时的注意事项有哪些?

答:涂布分离剂时,应彻底不能遗漏;按顺序均匀涂于石膏表面,不宜用力来回涂擦;不能涂布到钢丝、铸件及人工牙盖嵴部;石膏表面分离剂薄膜形成后才能进行下一步操作。

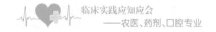

第三章

口腔疾病概要

1. 口腔门诊病历书写的内容有哪些?

答:(1)一般项目:包括姓名、性别、年龄等;

(2)主诉:发病时间、发病部位及主要症状;

(3)现病史:记录自发病到就诊时病情演变过程,目前情况及曾作过的治疗及疗效;

(4))既往史和家族史:记录与现有口腔疾病有关的既往史和家族史;

(5)口腔检查:重点记录主诉和现病史所反映的体征,其次按顺序全面记录口腔检查结果,注意常见病、多发病;

(6)诊断:如果存在数种疾病,把主诉诊断写在最前,次要写在后;

(7)治疗计划;

(8)治疗过程记录和复诊;

(9)医生签名。

2. 深龋和慢性牙髓炎临床如何鉴别诊断?

答:深龋:刺激去除后,症状立即消失,叩痛(-);慢性牙髓炎:对温度刺激引起的疼痛,会持续较长时间,轻叩痛(+)。

3. 牙石根据所在部位的分类及去除方法是什么？牙石对牙周组织的主要危害有哪些？

答：分为龈上牙石和龈下牙石。龈上牙石用龈上洁治术，龈下牙石用龈下刮治术。牙石压迫牙龈，吸附菌斑，导致龈炎。

4. 急性牙髓炎的主要临床表现是什么？

答：主要是剧烈的疼痛，疼痛的特点是：自发性阵发痛、激发痛、夜间痛加剧、放射性、反射性疼痛。但放射、反射区分布在患牙的同侧。

5. 封失活剂的注意事项有哪些？

答：（1）严制药量和封闭时间：封亚砷酸：乳牙一般为24h、恒牙24～48h；

（2）年轻恒牙根尖尚未发育完全者忌用；

（3）药物直接接触牙髓作用快；

（4）对急性疼痛的病例应先采取应急处理，开髓减压，待急性症状缓解后，再封失活剂；

（5）封闭严密，避免失活剂渗漏；减压法封药，侧压充填，避免加大髓腔压力。

6. 封失活剂后需要向患者交代的注意事项有哪些？

答：失活剂属于刺激性比较大的药物，所以一定要进行严密的封填。在封药后主要交代患者要严格遵守复诊时间，如无按时复诊会造成的严重后果；不要用患侧咀嚼，吃饭时如果发现暂封药物脱落，尽量不要吃食物及时复诊。

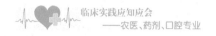
7. 操作中根管器械落入消化道或呼吸道中应立即首先采取的措施是什么?

答:医生保持镇静,将手放入口腔内使患者不能闭口,并使患者头前倾,取出滑落器械。

8. 简述根管治疗流程是什么?

答:根管治疗的总原则是无菌,最大限度减少根管内细菌数量。根管预备→根管消毒→根管充填。

9. 艾滋病口腔内会出现哪些症状?

答:白色念珠菌病、舌毛状白斑、卡波西氏肉瘤、非何杰金氏淋巴瘤以及和艾滋病相关的牙周炎。

10. 深龋的主要临床表现有哪些?

答:食物嵌入洞内发生较严重的疼痛、冷热激发痛,也可无任何疼痛史。

11. 牙周病包括哪两大疾病?

答:主要包括牙周炎和牙龈病两大类,牙周病中最常见的是牙周炎,牙龈病中最常见的是牙菌斑引起的慢性龈炎,即龈炎。

12. 牙龈炎区别于早期牙周炎的重要指标是什么?

答:健康的牙龈探测龈沟时,不引起出血,牙龈有炎症时,轻探诊时,即出血。探诊后出血是是牙龈炎区别于早期牙周炎的重要指标。

13. 简述牙髓炎的治疗原则是什么?

答:治疗急性病症,解除剧痛;尽量全部或部分保存活髓;不能保存活髓时,应努力保存牙齿。根据病变性质、年龄和健康情况,采用不同的治疗方法。对无保留价值或已不能治愈甚至对机体有害的牙齿,可予拔除。

14. 简述乳牙的治疗原则是什么?

答:尽量保存患牙比保存活髓更有意义。

15. 上颌磨牙的开髓方法是什么?

答:用裂钻在牙合面中央朝向近中舌尖穿通髓室,去除髓室顶,按髓室形态制成颊舌径长,近远中径短的圆三角形,略偏近中。

16. 下颌磨牙的开髓方法是什么?

答:用裂钻在舌面近切嵴处,方向与舌面垂直,钻穿釉质后,可以感到阻力突然变小,逐渐改变牙钻方向,与牙长轴方向一致,进入髓室,形成唇舌径长、近远中径短的椭圆形。

17. 复发性阿弗他溃疡的好发部位是哪里?

答:复发性阿弗他溃疡又称复发性口腔溃疡,是口腔黏膜病中最常见、发病率较高的疾病,具有周期性、复发性和自限性特征,好发于唇、颊、舌、软腭等角化较差的黏膜。

18. 常用的口腔局部麻醉方法是什么?

答:口腔临床上常用的局部麻醉方法有表面麻醉、浸润麻醉和阻滞麻醉。

19. 哪些患者禁忌拔牙?

答:血压高于 180/100mmHg、心脏病、血液病、血友病、肝病、肾病、糖尿病、甲状腺功能亢进、月经期、妊娠前 3 个月

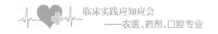
和后 6 个月易引起流产、早产、口腔恶性肿瘤（指拔牙部位）、急性炎症期。

20. 为何拔除下颌第三磨牙时一定要摄 X—线片?

答:因为下颌第三磨牙牙根变异大,可有三个根或四个根的情况,有时根呈弯曲状。

21. 智齿冠周炎急性期的处理方法是什么?

答:局部冲洗:用 1% ~3% 过氧化氢溶液及生理盐水冲洗龈袋,吹干后点入 3% 碘甘油,每日 1~3 次。

22. 口腔内有哪三大唾液腺?

答:腮腺、舌下腺、下颌下腺。

第四章

口腔固定修复工艺技术

1. 固定修复体的修复总原则是什么？

答：正确地恢复形态与功能、牙体预备中注意保护软硬组织健康、修复体应保证牙周组织健康的要求、修复体应合乎抗力形与固位形的要求和修复体的美学要求。

2. 固定修复体的固位原理是什么？

答：使修复体获得固位的主要固位力有：约束力、摩擦力和粘着力。

3. 固定义齿基牙的选择要求是什么？

答：基牙主要功能是支持固定桥，所以最好是健康的活髓牙，保证有足够的支持力；理想的基牙冠根比例一般以 1:2 或 2:3 较为理想，否则需要增加基牙；基牙牙槽骨吸收不能超过根长的 1/3；基牙倾斜角度不超过 30°；各基牙间有共同就位道。

4. 固定桥分为哪几类？

答：双端固定桥、半端固定桥、单端、复合，近年来临床上又出现了几种特殊结构的固定桥如种植体固定桥、粘接固定桥、固定 – 可摘联合桥等等。

5. 何谓"牙周储备力"？它的大小取决于哪个因素？

答：在正常咀嚼运动过程中，咀嚼食物的牙合力只为牙

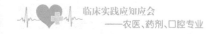
周组织支持力的一半,而牙周组织中尚储存了另一半的支持能力,这部分被储存起来的牙合力就是牙周储备力。基牙牙周储备力的大小取决于基牙牙周组织和颌骨的健康状况。此为固定桥修复的生理基础。

6. 铸造金属全冠牙体预备流程是什么?

答:牙合面预备→颊舌面预备→邻面预备→颈部预备→轴面角预备→精修完成。

7. 前牙简单桩冠的牙体预备包括哪些内容?

答:残冠切除、根面预备、根管预备。

8. 桩冠根管预备时,一般要求根尖部保留的根管充填材料长度是多少?

答:根尖部保留 3~5mm 的根管充填材料。

9. 固定修复后可能出现的问题是什么?

答:就位困难、翘动;邻接不良;边缘不密合、固位不良。

10. 钉代型技术制作可卸式代型的操作流程是什么?

答:检查模型→修复模型→形成复位及固位钉孔→粘固复位钉及固定装置→涂布分离剂→加模型底座→分割模型→分离代型→修整代型→涂布间歇涂料→上牙合架。

第五章
可摘义齿修复工艺技术

1. 口腔技师应具备哪些素质?

答:(1)遵守职业道德,有高度的重任心、具备团队合作精神;

(2)必须具有口腔医学、工艺学、材料学和美学等理论基础;

(3)严格执行工作程序、工作规范;

(4)加强与临床修复医师的沟通交流与合作,充分领会设计意图;

(5)不断学习、适应修复医学的快速发展需要;

(6)除了要掌握基本理论知识,还要培养创新意识,使修复体更加符合人体的生理功能,并体现个性美。

2. 托盘的选择原则是什么?

答:托盘是承载印模材料在口腔内取得印模的一种器具,一般分为 1~4 号,1 号最大,4 号最小。

(1)选择时要尽量与牙弓大小,形状和深浅协调一致;

(2)托盘与牙弓内外侧应有 3~4mm 的距离;

(3)上颌托盘应盖过上颌结节和腭颤动线,下颌托盘后缘应盖过磨牙后垫区;

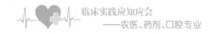

（4）如果仅局部有一定差异,可用技工钳调改,或用蜡、印模膏添加托盘的边缘长度或深度;

（5）如特殊,可另做一适合患者口腔情况的个别托盘。

3. 模型观测仪的作用是什么?

答:观测诊断模型,确定最佳就位道;观测工作模型,科学地设计模型。

4. 牙列缺失后,上下颌骨的改变特点是什么?

答:牙列缺失后,上下颌骨主要表现为牙槽骨的吸收。上颌牙槽骨吸收的方向是向上向内;下颌骨的吸收也是顺牙根的方向进行的,故向下向外吸收,吸收结果使下颌弓逐渐变大。

5. 无牙颌如何分区?

答:分主承托区、副承托区、边缘封闭区和缓冲区四个区域。

6. 无牙上颌解剖标志是什么?

答:上牙槽嵴、上唇系带、上颊系带、上颌前弓区、颧突区、上颌结节、翼上颌切迹、切牙乳突、腭皱、上颌硬区及上颌隆突、腭小凹、后堤区、腭穹隆。

7. 全口义齿排牙的原则是什么?

答:（1）避免排成深覆牙合:当上下颌弓关系正常时,上下前牙一般排成轻度覆盖约 1mm,超牙合为 1～3mm,若关系异常必须排成深覆牙合时,则应加大超牙合;

（2）后牙的功能牙尖或牙窝应排在牙槽嵴顶;

（3）牙合平面应尽量等分颌间距离；

（4）正中牙合位上下后牙应有广泛接触；

（5）保持非正中牙合时的平衡；

（6）按颌弓形状和上下颌骨关系排牙。